社区居民颈肩腰腿痛自我保健

主编 夏伟民 陶善平

U0230348

科学出版社

北京

内 容 简 介

颈肩腰腿部疾病是社区居民的常见病、多发病,常表现出疼痛的症状。但由于社区居民缺少对颈肩腰腿部疾病的认识,发生疼痛时往往造成很多困惑,以至耽误病情、延误治疗的情况时有发生。

本书详细介绍颈肩腰腿部的解剖结构,常见疾病的病因、治疗方法、自我保健方法和常见认识误区,包括颈部 7 种常见疾病、肩部 8 种常见疾病、腰部 11 种常见疾病、膝部 8 种常见疾病。

本书图文并茂、通俗易懂,让读者能看得懂、学得会、用得好,适合颈肩腰腿部疾病患者及家属参考阅读。

图书在版编目(CIP)数据

社区居民颈肩腰腿痛自我保健/ 夏伟民,陶善平主编.—北京:科学出版社,2018.1
　ISBN 978 - 7 - 03 - 052809 - 4

　Ⅰ.①社…　Ⅱ.①夏…　Ⅲ.①颈肩痛-防治②腰腿痛-防治　Ⅳ.①R681.5

中国版本图书馆 CIP 数据核字(2017)第 107937 号

责任编辑:朱 灵
责任印制:谭宏宇 / 封面设计:殷 靓

科学出版社 出版
北京东黄城根北街 16 号
邮政编码:100717
http://www.sciencep.com
南京展望文化发展有限公司排版
北京虎彩文化传播有限公司印刷
科学出版社发行　各地新华书店经销

*

2018 年 1 月第　一　版　开本:A5(890×1240)
2019 年 11 月第四次印刷　印张:5 1/4
字数:107 000

定价:**25.00** 元

前言

近年来，随着生活节奏的不断加快，颈肩腰腿部疾病患者也在不断增加，颈肩痛和腰腿痛成为临床常见的症状，疼痛者的年龄范围十分广泛，老年、中青年、少年均可见到。在临床实践中，颈肩腰腿部疾病患者疼痛的部位也十分广泛，往往侵犯多关节，很多患者既有颈部、肩部、背部的疼痛，又有腰部、骶部、臀部、腿部的疼痛，或者伴有指关节、髋关节、膝关节等其他关节的疼痛。颈肩腰腿痛已经严重威胁社区居民的身心健康和生活质量。可是目前大部分患有颈肩腰腿部疾病的居民并不清楚怎样对疼痛进行预防、养护和治疗。

中医认为颈肩腰腿部疾病虽以慢性损伤、外伤等为主要原因，但"邪之所凑，其气必虚"，不但有外邪所伤、外伤、劳损，也与患者身体虚弱，肝肾不足，腠理空虚，饮食劳倦内伤，气血虚弱，精气不足等因素有关。所以中医在颈肩腰腿部的自我保健方面有着积极作用。

本书重点介绍了颈部、肩部、腰部、膝部疾病的相关知识及自我保健方法，为社区居民的颈肩腰腿痛提供预防保健措施。本书的出版得到了科学出版社的大力支持和帮助，在编写的过程中各位编委付出了辛勤的汗水，在此谨致衷心的感谢！

本书虽历时二载，但限于编者的水平，书中难免有不足之处，为此祈请读者不吝赐教。

夏伟民

2017 年 5 月

目录

第一章　颈肩腰腿痛常见疾病 ·················· 001

哪些颈部疾病会引起疼痛？ ·················· 001

哪些肩部疾病会引起疼痛？ ·················· 001

哪些腰部疾病会引起疼痛？ ·················· 001

哪些膝部疾病会引起疼痛？ ·················· 002

发生颈肩腰腿痛的因素有哪些？ ·············· 002

第二章　颈部问题与自我保健 ·················· 006

颈椎生理曲度有什么作用？ ·················· 006

人体颈椎解剖结构有哪些特点？ ·············· 007

什么是颈椎间盘突出症？ ···················· 009

颈椎的主要韧带连结及功能有哪些？ ·········· 010

哪些韧带的病变与颈部疾病密切相关？ ········ 011

人的颈椎活动范围有多大？ ·················· 012

什么是落枕？ ······························ 012

落枕和颈椎病有关吗？ ······················ 012

为什么会得落枕？ ·························· 013

落枕后如何进行自我保健？ •••••••••••••••••••••••••• 013

为何寰枢关节容易脱位？ •••••••••••••••••••••••••• 015

寰枢椎脱位有什么危害？ •••••••••••••••••••••••••• 015

寰枢椎脱位的分型有哪些？ •••••••••••••••••••••• 015

寰枢椎脱位可以自我治疗吗？ ••••••••••••••••• 016

什么是颈椎退行性失稳症？ •••••••••••••••••••• 016

颈椎容易失稳的主要原因有哪些？ ••••••••• 017

颈椎失稳后如何进行自我保健？ •••••••••••• 017

什么是急性颈椎间盘突出症？ ••••••••••••••• 018

急性颈椎间盘突出症主要病因有哪些？ ••• 018

急性颈椎间盘突出症患者如何进行自我保健？ •••• 019

哪些急性颈椎间盘突出症需要手术治疗？ ••••• 019

什么是发育性颈椎椎管狭窄症？ •••••••••••• 019

什么是颈椎后纵韧带骨化症？ ••••••••••••••• 020

颈椎后纵韧带骨化症患者如何进行自我保健？ ••••• 021

颈椎后纵韧带骨化症何时宜选择手术治疗？ ••••• 021

什么是颈椎骨质增生？ •••••••••••••••••••••••••• 022

什么是颈椎病？ •••••••••••••••••••••••••••••••••••• 022

各型颈椎病有什么症状？ •••••••••••••••••••••• 023

颈椎病患者如何进行自我保健？ •••••••••••• 024

在颈椎病的发病期间，为什么一定要带矫形支具？ ••••• 026

中医正骨及按摩是不是对所有的颈椎病都适合？ ••••• 027

颈椎病患者何时宜选择手术治疗？ ••••••••• 027

在颈椎疾病的防治过程中，需要注意什么？ ••••••••• 028

患者在颈椎病认知及治疗中存在哪些误区？ ••••••••• 029

第三章　肩部问题与自我保健 031

肩部的结构特点是什么？ 031

肩关节的韧带连接有什么活动意义？ 031

人体肩关节正常的活动度有多大？ 032

肩关节为什么容易脱位？ 033

什么是肩关节不稳？ 033

什么是肩关节脱位？ 034

如何诊断肩关节脱位？ 034

创伤性肩关节脱位会引起哪些合并损伤？ 034

什么神经损伤会形成"猿手"？ 035

什么神经损伤会形成"方形肩"？ 035

什么神经损伤会形成"爪形手"？ 036

什么是肩袖？ 036

什么是肩袖损伤？ 036

哪些因素会导致肩袖损伤？ 037

肩袖损伤的程度如何分级？ 038

肩袖损伤该如何治疗？ 038

肩袖损伤术后如何进行康复训练？ 039

什么是肩峰下撞击症？ 041

肩峰下撞击症如何进行康复训练？ 042

怎么判断自己患有肩周炎？ 042

"五十肩"是肩周炎吗？ 043

为什么肩部摔伤了，1个月后会变成了肩周炎？ 043

肩周炎的发病因素有哪些？ 044

肩周炎不治疗也能好吗？ 044

肩周炎患者如何进行自我保健？ ············· 045

为什么肩周炎需要手术治疗？ ············· 047

左肩酸麻是肩周炎还是心脏问题？ ············· 047

肩周炎如何进行运动康复锻炼？ ············· 048

什么是科学有效的肩周炎康复锻炼原则？ ············· 050

肩部疼痛由哪些非肩部损伤因素造成？ ············· 050

肩部疼痛都是肩周炎引起的吗？ ············· 051

肩部疼痛应想到哪些病？ ············· 051

怎样做好肩周炎的家庭防治措施？ ············· 052

中医认为养护肩膀的首要任务是什么？ ············· 055

中老年肩周炎气血亏虚怎么饮食调补？ ············· 056

怎样通过食疗缓解肩部气血亏虚瘀堵？ ············· 056

如何通过静坐松活肩关节？ ············· 057

对肩周炎的治疗通常有哪些误区？ ············· 058

第四章　腰部问题与自我保健 ············· 060

腰椎长什么样？ ············· 060

什么是腰椎间盘？ ············· 060

腰痛跟什么因素有关？ ············· 062

腰痛就是肾虚吗？ ············· 064

为什么寒气、湿气容易导致腰痛？ ············· 065

活血为什么能治疗腰痛？ ············· 066

腰痛跟情绪有关吗？ ············· 066

哪些疾病属于腰部损伤？ ············· 067

哪些疾病属于腰椎退行性病变？ ············· 067

发生在腰部的常见炎症有哪些? ·················· 067

代谢、发育异常及姿势不当也会引起腰痛吗? ········ 068

腰痛一定是腰椎和腰部肌肉的问题吗? ············· 068

什么是非特异性下腰痛? ······················ 069

什么是急性腰扭伤? ························· 069

急性腰扭伤可进行哪些运动疗法? ················ 070

急性腰扭伤紧急处理的方法有哪些? ·············· 070

如何预防急性腰扭伤的发生? ··················· 071

什么是腰肌劳损? ·························· 073

哪些按摩方法可以缓解腰肌劳损? ················ 073

腰肌劳损患者吃什么比较好? ··················· 076

哪些运动可以促进腰肌劳损的康复? ·············· 077

预防腰肌劳损,平时需要注意些什么? ············· 079

什么是肌筋膜炎中的肌筋膜? ··················· 081

为什么会产生肌筋膜炎? ······················ 081

什么是腰椎第三横突综合征? ··················· 081

什么是梨状肌综合征? ······················· 082

为什么会患梨状肌综合征? ···················· 082

患梨状肌综合征该如何治疗? ··················· 083

中药熏洗与外敷对梨状肌综合征有什么作用? ········ 083

梨状肌综合征什么情况下需要进行手术治疗? ········ 084

什么是腰椎小关节紊乱症? ···················· 084

为什么会患腰椎小关节紊乱症? ················· 085

患腰椎小关节紊乱症如何治疗? ················· 085

什么是椎间盘源性下腰痛? ···················· 085

什么是腰椎间盘突出症? ……… 086

中医学对腰椎间盘突出症有哪些认识? ……… 087

如何判断自己是不是得了腰椎间盘突出症? …… 087

经常腰痛就是患腰椎间盘突出症吗? ……… 088

腰椎间盘突出症的治疗原则是什么? ……… 088

腰椎间盘突出症患者什么情况下需要进行手术

治疗? ……… 089

为什么腰椎间盘突出症患者需要卧床休息? …… 089

推拿能使突出的腰椎间盘复位吗? ……… 090

运动是否可以治疗腰椎间盘突出症? ……… 090

腰椎间盘突出症的外治法有哪些? ……… 095

腰椎间盘突出症如何进行食疗? ……… 096

常用的治疗腰椎间盘突出症的药酒有哪些? …… 099

腰椎间盘突出症患者术后如何进行康复训练? …… 100

腰椎间盘突出症患者如何进行自我保健? …… 101

什么是腰椎椎管狭窄症? ……… 102

什么原因可以造成腰椎椎管狭窄症? ……… 103

腰椎椎管狭窄症患者有哪些表现? ……… 104

腰椎椎管狭窄症是否需要进行手术治疗? …… 104

腰椎椎管狭窄症患者日常生活应该注意些什么? … 105

骨质疏松症患者腰痛的原因是什么? ……… 106

骨质疏松腰痛患者如何预防椎体骨折? ……… 106

骨质疏松症腰痛患者适宜哪些食疗方? ……… 107

什么是强直性脊柱炎? ……… 109

强直性脊柱炎的临床表现是什么? ……… 109

强直性脊柱炎的治疗目标是什么？ ………………………… 110

中药治疗强直性脊柱炎有何优势？ ………………………… 110

强直性脊柱炎患者平时可以做哪些运动？ ……………… 111

强直性脊柱炎患者如何进行自我保健？ ………………… 113

对腰痛有哪些认识误区？ …………………………………… 114

第五章　膝部问题与自我保健 …………………………… 117

膝关节由哪些部分组成？ …………………………………… 117

膝关节的骨性结构有哪些？ ………………………………… 119

膝关节的骨性结构是随人的生长发育变化的吗？ …… 119

膝关节的活动范围有多大？ ………………………………… 120

什么是腘窝囊肿？ …………………………………………… 120

为什么会得腘窝囊肿？ ……………………………………… 120

如果得了腘窝囊肿怎么办？ ………………………………… 121

腘窝囊肿患者如何进行自我保健？ ……………………… 121

什么是胫骨结节骨骺炎？ …………………………………… 123

胫骨结节骨骺炎患者如何进行自我保健？ ……………… 124

什么是髌骨软化症？ ………………………………………… 126

为什么会发生髌骨软化症？ ………………………………… 126

髌骨软化症患者如何进行自我保健？ …………………… 127

什么是内侧副韧带损伤？ …………………………………… 129

内侧副韧带损伤患者如何进行自我保健？ ……………… 130

什么是膝关节创伤性滑膜炎？ …………………………… 132

为什么会发生膝关节创伤性滑膜炎？ …………………… 132

膝关节创伤性滑膜炎患者如何进行自我保健？ ……… 132

什么是膝关节半月板损伤？ ·················· 134

为什么半月板会受到损伤？ ·················· 134

半月板损伤患者如何进行自我保健？ ·········· 135

什么是膝关节炎？ ·························· 137

为什么会得膝关节炎？ ······················ 138

膝关节炎患者如何进行自我保健？ ············ 138

什么是髌下脂肪垫损伤？ ···················· 143

为什么髌下脂肪垫会损伤？ ·················· 143

髌下脂肪垫损伤患者如何进行自我保健？ ······ 144

如何预防膝关节疾病？ ······················ 145

膝关节疾病认知及治疗中存在哪些误区？ ······ 150

主要参考文献 ··································· 152

第一章 颈肩腰腿痛常见疾病

✚⟶ 哪些颈部疾病会引起疼痛?

引起疼痛的颈部疾病主要有急性颈椎关节周围炎、自发性寰枢椎脱位症、颈椎退变性失稳症、急性颈椎间盘突出症、颈椎后纵韧带骨化症、颈椎病等。

✚⟶ 哪些肩部疾病会引起疼痛?

引起肩部疼痛的疾病主要有肩袖损伤、肩峰撞击症、肩关节不稳、肩周炎等。

✚⟶ 哪些腰部疾病会引起疼痛?

引起腰部疼痛的疾病主要有急性腰扭伤、腰肌劳损、梨状肌综合征、腰椎间盘突出症、腰椎第三横突综合征、腰椎小关节紊乱症、骨质疏松症腰痛、强直性脊柱炎、脊椎肿瘤、椎管狭窄症、青少年特发性脊柱侧弯、腰椎或骶髂关节结核、先天性脊柱畸形等。

➕⟩ 哪些膝部疾病会引起疼痛？

引起膝部疼痛的疾病主要有腘窝囊肿、胫骨结节骨骺炎、髌骨软化症、膝关节半月板损伤、膝关节内外侧副韧带损伤、膝关节创伤性滑膜炎、膝关节骨关节炎、髌下脂肪垫损伤等。

➕⟩ 发生颈肩腰腿痛的因素有哪些？

1. 全身因素

（1）年龄：不同年龄的人，颈肩腰腿痛的好发部位和发生率不一样，因为其在不同的年龄阶段各有不同的特点，如颈椎病、腰椎间盘突出症多发生于中老年人，而颈肩部损伤的伤筋等多发生于青壮年，一些先天性疾病多发生于青少年。

（2）体质：体质强弱与颈肩腰腿痛的发生有密切关系。体质强壮、筋骨强盛，承受外界的暴力和风寒湿邪侵袭的能力就强，也就不容易发生颈肩腰腿痛；而体弱多病、筋骨萎软，则抗病能力弱，容易发生颈肩腰腿痛等疾患。

（3）解剖结构：解剖结构正常，承受外力的能力就强，就不容易患颈肩腰腿部疾病；解剖结构异常，承受外力能力相对减弱，就比解剖结构正常者容易发生损伤。例如，腰骶部如果有先天畸形，局部解剖结构异常就容易造成腰扭伤。

（4）职业：工作环境和性质对颈肩腰腿痛的影响较大。例如，建筑工人所处工作环境较危险、潮湿且劳动强度大，所以发生颈肩腰腿痛概率也会增加。长期弯腰负重工作容易引起腰部慢性损伤，长期低头劳动伏案工作容易发生颈部肌肉劳损和颈椎病。

2. 骨骼肌肉因素

不管颈部还是腰部,在脊柱的各种功能活动中,除了骨骼支撑外,还必须依靠外围附着的肌肉群来完成,肌肉不仅维持颈肩腰背静止时的姿态,还要维持动态变化。只有肌肉活动过程中维持相互平衡协调,才能发挥肌肉群功能,还要与骨骼紧密连接构成一体,否则会引起损伤。一般随着年龄增大,首先维持颈肩腰腿的肌肉力量失衡,脊柱不稳,造成脊柱关节结构、椎间盘、周围韧带等产生一系列变化,如充血水肿、炎症及退行性改变,引起颈肩腰腿疾病。同时骨骼的退变、不稳定又进一步导致肌肉失衡。

(1) 骨质疏松:是老年人颈肩腰腿痛常见原因之一,骨质疏松通常是遗传、激素、营养等因素交互影响下的复杂结果,在这个过程中,最重要的影响因素是妇女绝经期雌激素停止分泌,所以女性患者多于男性。一部分人群患骨质疏松但不一定出现症状,只有因骨质疏松引发疼痛等症状时才称之为骨质疏松症。骨质疏松症的发病因素有:绝经期妇女、妇女卵巢切除术后、钙及维生素 D 缺乏、甲状腺功能亢进、库欣综合征、肝功能障碍、不适当使用糖皮质激素、吸烟过多、遗传家族病史、缺少运动或劳动。

(2) 骨质软化症:是老年人发生颈肩腰腿痛的另一类常见原因,表现为疼痛不严重,常为不适、钝痛和广泛骨骼触痛,常伴发肌肉疾病,这种肌肉疼痛常局限骨盆、肩胛骨肌肉,这样的患者很难从座位上站立起来或上下楼梯,但在平地走没有问题。骨质软化症由维生素 D 缺乏引起,使骨质骨化受干扰、骨质强度减低,可发生裂隙骨折,常见部位包括肩胛骨侧缘、肋骨、骨盆、股骨颈,所以中老年人要注意增加饮食中的维生素 D 摄入,适当增加户外运动,接受日光照射。

（3）脊柱退行性关节病：也是引起颈肩腰腿痛的常见骨骼病之一，人体的退行性改变在早期就开始了，退行性病变常由肥胖、姿势异常、脊柱侧突、脊柱前屈或肌紧张度增高诱发或加剧。

（4）骨关节病：脊柱关节软骨面的骨关节炎，在老年人常见，可出现颈肩腰腿痛，约30％的骨关节炎患者在颈腰部脊柱有此病变，患者体重超重或腰椎反复受到不太重的外伤损伤时最易发生此病变。

3. 诱发因素

颈肩腰腿痛还有许多诱发因素，如外伤、天气、温度变化、湿度变化、体位不良、姿势不正确、疲劳、精神过度紧张、肥胖、体力不足及情绪低落。特别是潮湿、寒冷促使颈肩腰腿的肌肉痉挛，毛细血管收缩，代谢物蓄积，发生疼痛。虽然外伤、长期体位不良性疲劳等诱发颈肩腰腿痛，但是不能忽略内在因素，仍要深入检查。另外颈肩腰腿痛也可由某一内脏器官疾病引发，而非真正的颈肩腰腿痛，临床需要认真辨别，如心绞痛引起颈背部的疼痛等。

4. 中医病因病机

颈肩腰腿部疾病虽以慢性损伤、外伤等为主要原因，但"邪之所凑，其气必虚"。因此，病因不但有外邪所伤、外伤、劳损，也与患者身体虚弱、肝肾不足、腠理空虚、饮食劳倦内伤、气血虚弱、精气不足等因素有关。

（1）肝肾不足：肝主筋，肾主骨，筋赖肝血濡养，肝血虚不能养筋，肾亏不能养骨，出现筋拘挛、颈屈伸不利，活动不灵萎缩无力，机体衰退，筋脉肌肉松弛，骨质疏松，血液循环、新陈代谢减退，因虚致瘀，浊气蓄积，痹阻局部经脉、筋肉，出现筋脉拘急、粘连、疼痛等。

（2）气血虚弱：年老体弱，或素体衰弱、气血不足，或久病不愈、气血两伤，或脾胃虚弱不能化生气血，见气血衰少，颈肩腰腿失于气血温煦濡养，血行迟缓凝滞，则瘀滞疼痛。血虚，筋肉、肌腱失去濡养，则拘急屈伸不利。

（3）外邪侵袭：久居风寒湿地，或汗出当风，或风寒侵袭，或遇雨湿淋，或睡卧不当，露颈当风，或气候变化，不加衣被，或过食生冷，风寒入侵等侵袭机体，痹阻肌肉筋脉，引起疼痛。

（4）外伤损折：颈肩腰腿部位外伤，先伤皮肉，次及筋骨，皮肉筋骨损伤，血溢脉管之外，轻则周围软组织肿胀、皮肤青紫、疼痛、关节屈伸不利，重则周围韧带、肌腱撕脱、断裂而剧痛，影响关节功能活动。

（5）慢性劳损：长年累月积劳损伤，关节周围某一筋拉伤或部分断裂，其功能活动减弱或丧失，日久形成慢性劳损，最终导致关节周围软组织功能失代偿，各关节筋脉功能不能协调配合。

第二章　颈部问题与自我保健

✚⇨ 颈椎生理曲度有什么作用?

在正常情况下,从侧面观察人体脊柱有颈、胸、腰、骶 4 个生理弯曲,呈"S"形,即颈椎前凸、胸椎后凸、腰椎前凸和骶椎后凸(图 2-1)。

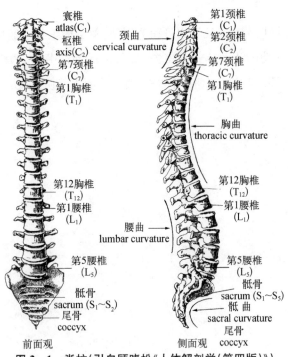

图 2-1　脊柱(引自顾晓松《人体解剖学(第四版)》)

颈椎上连头部颅骨,下接胸椎骨,在人体结构中占有重要地位,颈椎前凸生理曲度在胚胎时呈后凸状态,幼儿期渐成前凸,称为继发性曲度,它是机体负重后由椎体和椎间盘产生前后厚薄的改变所引起的。颈椎生理曲度的存在,增强了颈椎的弹性和支持性,可以减缓外力对脑和脊髓的震荡程度,也是医生利用 X 线影像诊断颈椎是否发生病变的重要依据。

✚⇒ 人体颈椎解剖结构有哪些特点?

人体的颈椎除正常椎骨的一些基本特征之外,尚有一些自身的特点,如椎体较小,上、下关节突的关节面几乎呈水平位,椎孔大,呈三角形,第 1~6 颈椎有孔,有椎动脉与椎静脉通过。最新的研究表明,第 6 颈椎和第 4 颈椎孔变大与老年人椎动脉迂曲有关。第2~6 颈椎末端分叉(图 2-2)。第 1 颈椎又称寰椎(图 2-3),与人体后脑勺下部的枕骨相连,起支撑头部,并使头俯仰和侧屈(点头)的作用。第 2 颈椎又称枢椎(图 2-4),与寰椎相关节可使头部

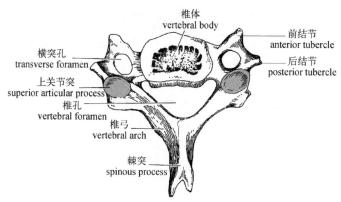

图 2-2　颈椎(引自顾晓松《人体解剖学(第四版)》)

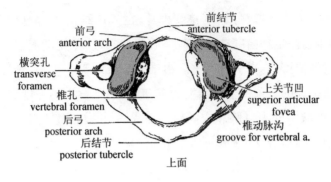

图 2-3　寰椎(引自顾晓松《人体解剖学(第四版)》)

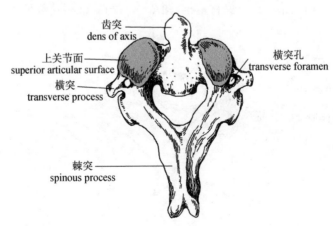

图 2-4　枢椎(引自顾晓松《人体解剖学(第四版)》)

做旋转运动。第7颈椎又名隆椎(图2-5),末端长且不分叉,活体时容易触及,常作为计数椎骨的序列标记。

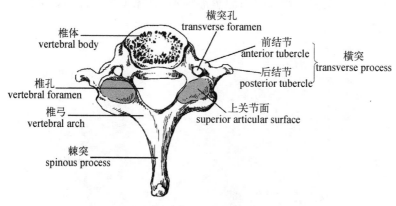

图2-5　隆椎(引自顾晓松《人体解剖学(第四版)》)

✚➡ 什么是颈椎间盘突出症?

椎间盘又称椎间纤维骨盘,是椎体间的主要连结结构,协助韧带保持椎体互相连结(图2-6)。椎间盘由两部分组成,中央部为髓核,是柔软而富于弹性的胶冻状物质,占椎间盘的40%,主要是散在的胶原纤维、水分及蛋白多糖。出生时髓核的水分占90%,逐渐减少至50岁时的50%。周围为纤维环,由多层纤维软骨环按同心圆排列组成,富于坚韧性,保护髓核并限制髓核向周围膨出。椎间盘富有弹性,因此相邻椎间有一定限度的活动,起到缓冲外力的作用,并减轻由足部传来的外力,使头颅免受震荡。颈椎间盘的前部较后部为高,从而使颈椎具有前凸曲度。椎间盘组织本身缺少血供,修复能力差,加之负重大,活动多,一般在20岁以后,椎间盘就开始发生退行性病变，纤维环的韧性及弹性均渐渐减退。当纤维环破裂时，髓核容易向后外侧脱出，突入椎管或椎间孔，压迫相邻的脊髓或神经根引起牵涉性痛，临床上称为椎间盘突出症（图 2－6）。

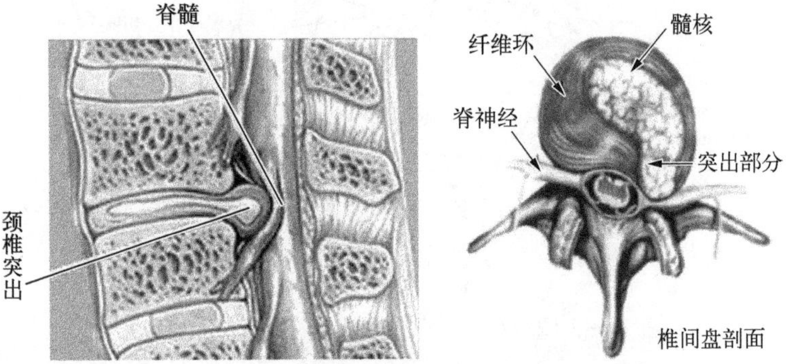

图 2－6　颈椎间盘突出示意图

颈椎的主要韧带连结及功能有哪些？

椎管内和椎板之间有黄韧带；各棘突之间有棘间韧带和棘上韧带，使之相互连结。位于所有椎体前面的纵长韧带是前纵韧带，上起于枕骨大孔前缘，下至第 1 或第 2 骶椎，韧带的宽窄厚薄各部有所不同，前纵韧带内层纤维与椎间盘外层纤维和椎体的骺环相连，但并不进入椎体，有防止脊柱过度后伸的作用。位于椎管内椎体的后方的是后纵韧带，窄而坚韧，为脊柱的长韧带，上自枢椎下达骶骨，与椎间盘纤维环及椎体上下缘紧密连接，而与椎体结合较为疏松，有限制脊柱过度前屈的作用（图 2－7）。

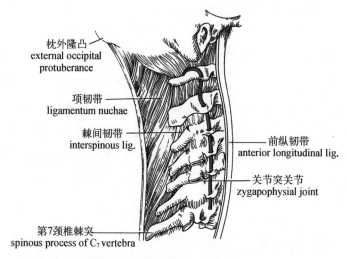

枕外隆凸
external occipital
protuberance

项韧带
ligamentum nuchae

棘间韧带
interspinous lig.

前纵韧带
anterior longitudinal lig.

关节突关节
zygapophysial joint

第7颈椎棘突
spinous process of C₇ vertebra

图 2-7　颈椎韧带(引自顾晓松《人体解剖学(第四版)》)

➡ 哪些韧带的病变与颈部疾病密切相关?

与颈部疾病密切相关的主要有黄韧带、项韧带及后纵韧带。黄韧带增厚,可使椎管管腔减小及椎间孔缩小,从而压迫脊神经根产生临床症状。颈部的棘上韧带特别坚强,称为项韧带。它有对抗颈椎前屈的作用,其退变钙化是颈痛的一个重要的因素。当颈椎退行性病变而出现节段性不稳定时,该节段的项韧带常见钙化,故项韧带节段性钙化也提示相应节段颈椎不稳定。人体的后纵韧带在颈段较宽,其中部厚且坚实,故颈椎间盘正后方突出者较少,但颈椎的后纵韧带较胸腰段更容易发生钙化及退变。它是导致椎管前后径狭窄,脊髓受压的一个重要的因素。

✚⇨ 人的颈椎活动范围有多大？

一般情况下，颈椎的前屈、后伸（俗称低头、仰头）分别为 45°；左右侧屈各为 40°；左右旋转各为 70°。环转运动则是由上述活动的连贯作用来完成。点头动作发生在寰枕关节；摇头动作发生在寰枢关节。颈曲支持头部的抬起。颈椎的活动度个体差异较大，与年龄、职业、锻炼情况有关。一般随年龄增长，颈部活动亦渐受限制。

✚⇨ 什么是落枕？

急性颈椎关节周围炎又称"落枕"或"失枕"，是一种常见病，好发于青壮年，以冬春季多见。其表现为晨起突感后颈部、上背部明显疼痛不适，颈部活动受限，不能自由旋转，严重者低头或后仰也有困难，甚至一旦头部转向患侧，即发生刀刺样剧痛，并可传导到头颈部或肩部。

✚⇨ 落枕和颈椎病有关吗？

落枕不是颈椎病，起病快，病程短，多在一周内自行恢复，但易于复发。部分反复发作的落枕往往存在潜在的、严重的颈部疾病如颈椎病，需引起重视。此外，不要因为出现落枕，就急着推拿。以落枕为表现的颈椎病患者，进行推拿有可能加重症状。

✛➪ 为什么会得落枕?

(1)静力性损伤:夜间睡眠姿势不良,头颈部长时间处于过度偏转的位置;或因睡眠时枕头不合适,过高、过低或过硬,使头颈处于过伸或过屈状态,引起颈部一侧肌肉紧张,使颈椎小关节扭错,使颈部肌肉长时间受到牵拉,处于过度紧张状态而发生。

(2)突然转头扭伤:任何使颈部肌肉突发性损伤的情况,均可引发落枕。

(3)感受风寒:平时缺乏筋肉锻炼,气血不足,循行不畅,舒缩活动失调,复遭受风寒侵袭,致颈背部经络不通,肌肉气血凝滞而痹阻不通,僵凝疼痛而发生本病。

(4)慢性劳损:患有颈椎病或颈椎关节错乱或颈部肌肉慢性劳损,均可反复引起本病。

✛➪ 落枕后如何进行自我保健?

(1)用热水袋、热毛巾外敷可起到止痛作用,但必须注意防止烫伤。

(2)外用万花油、正红花油,或外贴驱寒及活血类膏药于颈部痛处,但须注意过敏的发生,孕妇忌用。

(3)用温灸盒局部热敷、用拔罐器在肩颈部活动不利或疼痛处拔罐,可以改善局部血液循环,缓解症状。

(4)用手按摩内关穴(掌侧腕横纹上三横指,两筋之间)。左侧落枕,按摩右侧内关穴;右侧落枕,按摩左侧内关穴。在按摩内关穴的同时,头部向左右转动。按摩时一定要找准穴位,消除杂念,肌肉尽量放松;用力要由小逐渐增大,均匀而持久(图 2-8)。

(5)以拇指或食指点按落枕穴(手背第 2、3 掌骨间,指掌关节后 5 分处),待有酸胀感觉时再持续 2~3 分钟(图 2-9)。

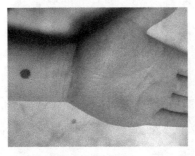
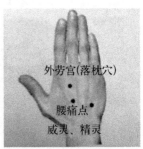

外劳宫(落枕穴)

腰痛点

威灵、精灵

图 2-8 内关穴   图 2-9 落枕穴

(6)用按摩棒强而有劲地捶打落枕部位,以使按摩功能渗透肌肉组织,可有效减轻酸痛。

(7)常选取大椎穴、天柱穴等局部穴位或疼痛部位,采用回旋灸法或雀啄灸法灸 5~10 分钟,灸头部穴位时要注意用手拨开患者的头发,避免烧到头发。

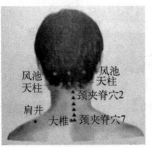

风池
天柱

风池
天柱

肩井

颈夹脊穴2

大椎   颈夹脊穴7

图 2-10 天柱穴、肩井穴

(8)用刮痧板角部蘸油,从患者颈部后发际处向肩井穴刮拭,由上至下反复刮拭 30 次,以出痧为度;用刮痧板角部刮拭患侧天柱穴至肩外俞穴 30 次,力度轻柔,至潮红发热为度,可不出痧(图 2-10)。

✦⇒ 为何寰枢关节容易脱位?

寰椎本身并无椎体,头部重量通过其侧块向枢椎侧块传导,关节接触面积远远小于其他颈椎。寰枢侧块关节面在矢状位接近于水平,关节囊较松弛。寰枢关节的稳定性主要依靠寰椎横韧带、翼状韧带、十字韧带、前后纵韧带及关节囊韧带来维持。因其处于人体中枢部位,在各种生理运动状态下寰枢关节经常处于受力状态,其运动幅度也较大。上述特点决定了寰枢关节具有相对不稳定的性质,成为发生寰枢椎脱位的解剖学和生物力学基础。

✦⇒ 寰枢椎脱位有什么危害?

因为寰枢椎解剖位置特殊,脱位常进行性加重,引起高位颈脊髓压迫,造成延髓-颈髓损害,进而导致四肢瘫痪甚至危及生命。寰枢椎部位手术难度大、风险高,及时准确的诊断及合理的分型对于治疗方案的选择、治疗效果及安全性具有重要意义。

✦⇒ 寰枢椎脱位的分型有哪些?

寰枢椎脱位的分型方法较多,主要根据病因、脱位方式、脱位时间等进行分型。

1. 按病因分型

根据病因可将寰枢椎脱位分为外伤性、先天畸形性及病理性寰枢椎脱位三大类,其中外伤性寰枢椎脱位最为常见。

2. 按脱位方式分型

根据寰枢椎脱位方式的不同可分为前脱位、后脱位、旋转脱位、垂直脱位和侧方脱位等。前脱位最为常见,多因寰椎横韧带断裂引起。

3. 按脱位时间分型

根据寰枢椎脱位时间的长短可分为新鲜脱位和陈旧性脱位。新鲜脱位一般是指3周以内获得确诊的脱位,而脱位时间超过3周即可定义为陈旧性脱位。

✚⇒ 寰枢椎脱位可以自我治疗吗?

寰枢椎脱位常进行性加重,引起高位颈脊髓压迫,造成延髓-颈髓损害,进而导致四肢瘫痪甚至危及生命。因此,不主张进行自我治疗。

✚⇒ 什么是颈椎退行性失稳症?

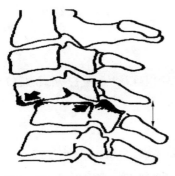

图 2-11 颈椎退行性失稳示意图

颈椎退行性失稳症是指颈椎在退变过程中,椎体及其附属结构不能维持其生理平衡而导致椎体位移超过其生理限度,造成生理功能失调引起的节段性椎体的松动与移位,并由此引起疼痛、潜在的颈椎进行性畸形及神经组织受压迫损伤等危险的疾病症候群(图 2-11)。只要出现脊髓压迫的症状,应当立即进行手术治疗。

颈椎容易失稳的主要原因有哪些?

颈椎退行性失稳症是内因与外因共同作用下的结果。

(1)颈椎退行性病变:是指人体生长发育停止后颈椎出现的椎间盘、椎间关节及韧带的退变,是导致疾病的内在原因。

(2)不良的工作、生活方式:长期低头伏案工作或长时间使用电脑等;生活习惯不良,如高枕睡眠,长时间下棋、打麻将、织毛衣等,这些因素使颈部长时间处于一种颈椎屈曲的固定姿势,使肌肉疲劳、韧带松弛等,促进颈椎退变,诱发颈椎失稳发生。

(3)客观因素:如果颈部细长,颈部韧带和颈肌薄弱可能是其早发病因素之一。

(4)病理因素:颈椎病患者颈部肌肉组织与正常人颈部肌肉组织存在明显差异,颈部肌纤维病理学改变是颈椎退行性失稳症发病的最初原因。

颈椎失稳后如何进行自我保健?

(1)急性期颈椎制动、休息、颈围保护是早期的重要的自我保健方法。

(2)改变不正确的用枕及睡眠姿势,纠正不良的生活和工作方式。

(3)避免不当的推拿按摩,以免加重症状。

(4)对于颈部疼痛者可以外用活血止痛膏或风湿止痛膏,可以带温灸盒,缓解疼痛。

(5) 可用热水袋局部热敷止痛,缓解症状。

(6) 应当避免使用按摩棒局部敲打。

✚▷ 什么是急性颈椎间盘突出症?

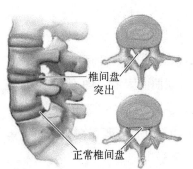

椎间盘
突出

正常椎间盘

**图 2-12 正常椎间盘及椎间盘
突出示意图**

急性颈椎间盘突出症是指外伤后出现脊髓、神经根等结构受累的临床表现,经影像学检查证实有椎间盘破裂或突出,而无颈椎骨折、脱位。一般认为急性颈椎间盘突出症是在椎间盘发生一定程度退行性变化的基础上,受到一定外力作用发生的,但亦可见于原无明显退变的椎间盘(图 2-12)。

✚▷ 急性颈椎间盘突出症主要病因有哪些?

1. 颈部损伤

颈部在受到一个强大的外力的作用下,可使无明显退行性改变的椎间盘纤维环破裂,引起髓核后突,突出的髓核直接引起颈髓或神经根受压。主要是加速暴力使头部快速运动导致颈部扭伤,多见于交通事故或体育运动。

2. 椎间盘的退行性病变

当椎间盘发生退行性病变时,轻微的劳损,甚至睡醒时伸懒腰即可引起椎间盘突出症。临床上以从事长期保持固定姿势职业的 20～40 岁的青壮年人群居多,且男性多于女性。

✚➔ 急性颈椎间盘突出症患者如何进行自我保健?

(1)颈椎制动、休息、睡平板床是早期重要的自我保健方法, 可以保证颈椎的恢复且不损害神经,有利于减轻水肿。

(2)恢复期应当改变不正确的用枕及睡眠姿势,纠正不良的 生活和工作方式,要劳逸结合。

(3)避免不当推拿按摩,以免加重症状。

(4)急性期对于颈部疼痛者可以外用活血止痛膏或风湿止痛 膏,可以使用温灸盒,缓解疼痛。

(5)可使用热水袋局部热敷止痛,缓解症状。

(6)应当避免使用按摩棒进行局部敲打。

✚➔ 哪些急性颈椎间盘突出症需要手术治疗?

对颈椎间盘突出症诊断明确,神经根或脊髓压迫症状严重者 应采取手术治疗,或颈椎牵引和颈部制动。如出现脊髓压迫症状 或经保守治疗效果不佳时,应尽早进行手术治疗。

✚➔ 什么是发育性颈椎椎管狭窄症?

发育性颈椎椎管狭窄症是指颈椎在胚胎发育过程中,由于某种因 素造成椎弓发育过短,导致椎管矢状径小于正常(图 2 - 13)。

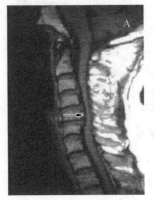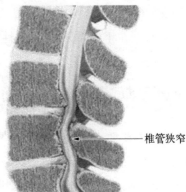

椎管狭窄

图 2 - 13 颈椎椎管狭窄示意

发育性颈椎椎管狭窄症是脊髓型颈椎病的重要病理基础。多为 40 岁以上的中老年起病,起病缓慢,病程较长。

其临床表现为无明显诱因下或颈部轻伤后出现双下肢麻木感,病程缓慢,逐渐出现走路无力、不稳,似踩棉花感,易摔倒;病变呈上行性发展,累及双上肢,严重者出现胸、腹部束带感,肌张力增高,腱反射亢进,病理反射出现,晚期可出现大小便障碍。

发育性颈椎椎管狭窄症主要采取保守治疗,但出现了脊髓受压,应立即手术治疗。

✚⇒ 什么是颈椎后纵韧带骨化症?

颈椎后纵韧带骨化症是指因颈椎后纵韧带发生骨化,压迫脊髓和神经根,产生肢体的感觉和运动功能障碍及内脏自主神经功能紊乱的疾病。

其临床表现为可有颈疼,四肢麻木、无力、痉挛,步态、行走困难、不稳,有踩棉花感,胸腹束带感及括约肌功能障碍,也可引起头晕、心慌等交感神经刺激症状。体检可发现上肢呈下运动神经元损害表现,下肢呈上运动神经元损害表现,双下肢肌张力增加,腱反射亢进,病理证阳性,浅深感觉减弱或消失。

✚⇒ 颈椎后纵韧带骨化症患者如何进行自我保健?

(1)颈椎制动、休息、睡平板床是早期重要的自我保健方法。

(2)改变不正确的用枕及睡眠姿势,纠正不良的生活和工作方式。

(3)避免颈部推拿按摩及旋颈等手法,以免加重症状。

(4)对于颈部疼痛者可以外用活血止痛膏或风湿止痛膏,可以带温灸盒,缓解疼痛。

(5)可采用热水袋局部热敷止痛,缓解症状。

(6)应当避免使用按摩棒局部敲打。

✚⇒ 颈椎后纵韧带骨化症何时宜选择手术治疗?

对于症状严重,骨化明显,椎管矢状径小于 12 毫米;或症状和体征进行性加重,保守治疗无效者;或影像上骨化明显者,此时颈椎管已极度狭窄,轻微外伤即可引起脊髓损伤,主张进行手术治疗。

什么是颈椎骨质增生？

颈椎骨质增生俗称颈椎骨刺，骨刺又称骨赘，是指骨关节边缘上由于长期慢性损伤而引起的骨质异常增生。多见于 45 岁以上的中老年人，男性多于女性。

从骨质增生的起因来看，颈椎部位的骨质增生是由于颈椎为了适应长期的运动负荷，而产生的一种生理性退行性变化。这种退行性变化是随着人的发育、生长、成熟的同时，逐渐产生的。除了颈椎之外，活动关节特别是负重关节也可以见到这种现象。在大多数情况下，颈椎骨质增生并不预示着骨刺可能或已经压迫神经、脊髓，临床上可不产生任何症状。所以，颈椎骨质增生只是人体整个退行性变化过程中的一种变现而已。但是，一旦颈椎骨质增生使得椎管、椎间孔、横突孔等变得狭窄，造成对脊髓、脊神经根和椎动脉的刺激及压迫，并发生相应的临床症状时，就不是单纯的颈椎骨质增生，而是名副其实的颈椎病了。所以，颈椎病的病理变化可有骨质增生，但有骨质增生并不一定是得了颈椎病。另外，颈椎病的严重程度与骨质增生的有无和大小也不一定成比例，而是要看其病理变化刺激或压迫的部位。

什么是颈椎病？

颈椎病是指颈椎间盘退变，颈椎骨质增生以及颈部外伤劳损或先天骨发育异常等引起脊柱内外组织结构平衡失调，刺激或压迫颈部血管、神经、脊髓而产生的一系列症状。颈椎病是一种慢性病理过程，且涉及骨结构的平衡改变等。仅有颈椎的退行性改变而无临床表现者则称为颈椎退行性改变。

◆→ 各型颈椎病有什么症状？

1. 颈型

颈型颈椎病以颈项肌肉的强直、疼痛为主，可有整个肩背疼痛发僵，颈部活动受限，不能作点头、仰头及转头活动，呈斜颈姿势。需要转颈时，躯干必须同时转动。咳嗽或打喷嚏时症状不加重。常有反复发作的落枕病史。查体可见颈椎各方向活动范围近于零度。颈椎旁肌、斜方肌、胸锁乳头肌有压痛。如有继发性前斜角肌痉挛，可在胸锁乳头肌内侧，相当于第3～第6颈椎位置，扪到痉挛的肌肉，稍用力压迫，即可出现肩、臂、手放射性疼痛。

2. 神经根型

神经根型颈椎病具有典型的根性症状，如疼痛、麻木，且疼痛和麻木的范围与颈神经所支配的区域相一致。疼痛或麻木可以呈发作性、也可以呈持续性。症状的出现与缓解和颈部的位置和姿势有明显关系。颈部活动、咳嗽、喷嚏、用力及深呼吸等，可造成症状的加重。可伴有患侧上肢感觉沉重、握力减退，有时出现持物坠落。晚期可出现肌肉萎缩。查体可见颈部僵直、活动受限。椎间孔挤压试验阳性，臂丛神经牵拉试验阳性。

3. 脊髓型

脊髓型颈椎病是指临床出现颈脊髓损害的临床变现，颈部症状不明显，早期表现为运动障碍与感觉障碍。一侧或双侧下肢麻木、沉重感，双脚有踩棉感；双手无力、不灵活，或写字、系扣、持筷等精细动作难以完成，持物易落。胸腹部或双下肢有束带感。下肢可有烧灼感、冰凉感。部分出现膀胱功能障碍如排尿无力、尿频、尿急、尿不尽、尿失禁或尿潴留等，以及直肠功能障碍如大便秘结,性功能减退。病情进一步发展,患者须拄拐或借助他人搀扶才能行走,直至出现双下肢呈痉挛性瘫痪,卧床不起,生活不能自理。临床检查颈部多无体征。上肢或躯干部出现节段性分布的浅感觉障碍区,深感觉多正常,肌力下降,双手握力下降。四肢肌张力增加;腱反射活跃或亢进;浅反射如腹壁反射、提睾反射减弱或消失。

4. 交感型

交感型颈椎病以交感症状为主,临床表现为头晕,眼花,耳鸣、听力下降,咽部异物感,味觉改变,甚至恶心呕吐、胸闷、心律失常、血压变化等。可伴有面部或某一肢体多汗、无汗。以上症状往往与颈部活动有明显关系,坐位或站立时加重,卧位时减轻或消失;劳累时明显,休息后好转。查体可见颈部活动多正常、颈椎棘突间或椎旁小关节周围的软组织压痛。

5. 椎动脉型

颈性眩晕是椎动脉型颈椎病最常见的症状,伴有猝倒发作,旋颈实验阳性。部分发作时有交感症状如恶心、呕吐、耳鸣或听力下降。这些症状与颈部位置改变有关。发作时查体可见双侧眼震。

颈椎病患者如何进行自我保健?

1. 穴位推拿

(1) 活动颈部:前屈、后伸、左右侧屈、左右旋转、正反向环转颈部8个动作,动作要缓慢,每一个动作持续3~5秒,每个动作以做到最大限度为宜。

(2) 左右手按揉对侧风池穴。

(3) 低头弹拨对侧颈夹脊穴。

（4）按压对侧肩井穴,同时活动肩部。

（5）拿捏对侧肩井穴,按揉阿是穴。

（6）再一次活动颈部,最后做直腰挺背头后伸动作,持续30秒。每天3次,中午、下午、睡前各1次,每次10分钟,共30分钟。1周治疗5次,1周为1个疗程,共3个疗程。

2. 运动疗法

颈椎的运动治疗是指采用合适的运动方式对颈部等相关部位乃至全身进行锻炼。运动治疗可增强颈肩背肌的肌力,使颈椎稳定,改善椎间各关节功能,增加颈椎活动范围,减少神经刺激,减轻肌肉痉挛,消除疼痛等不适,矫正颈椎排列异常或畸形,纠正不良姿势。

3. 保健操法

最常见的是"米"字操,主要是指用头写"米"字。操作是以颈部作为米字的中心,依照笔画顺序"横、竖、撇、捺"。颈部在书写这些笔画时,可能由于之前的颈椎的自身问题,书写起来比较吃力,动作也不是十分的规范。但可以放慢速度,假以时日地练习,并尽量地将动作做到位。例如,在书写"横"时,头面部尽可能地向左侧转动,然后缓慢地向右侧转去,注意速度一定要把握好,不要太快,否则会造成颈椎的扭伤;书写"竖"时也一样,头部先朝上方,尽量向后仰,然后缓慢地低头,并紧贴胸部。这样的五笔写完后再反复地进行2～3次。

4. 物理治疗

对于颈部疼痛者可以外用活血止痛膏或风湿止痛膏,可以使用温灸盒,缓解疼痛。可用热水袋局部热敷止痛,缓解症状。其主要作用是扩张血管、改善局部血液循环,解除肌肉和血管的痉挛,消除神经根、脊髓及其周围软组织的炎症、水肿,减轻粘连,调节自主神经功能,促进神经和肌肉功能恢复。

5. 颈部制动疗法

可使用颈托做颈部制动,带颈托的时间以 1～1.5 小时为宜,摘除后要做局部功能锻炼,以免造成颈部肌肉萎缩、关节僵硬。治疗期间,患者应尽可能卧床休息。

6. 自我预防

纠正躺在床上看书、看电视的不良习惯,养成良好的坐姿、卧姿;枕头应柔软可塑,近似半圆筒形,枕头中心高度不超过患者拳头高度。

➡ 在颈椎病的发病期间,为什么一定要带矫形支具?

颈椎的矫形支具主要用于固定和保护颈椎,矫正颈椎的异常力学关系,减轻颈部疼痛,防止颈椎过伸、过屈、过度转动,避免造成脊髓、神经进一步受损,减轻脊髓水肿,减轻椎间关节创伤性反应,有助于组织的修复和症状的缓解,配合其他治疗方法同时进行,可巩固疗效,防止复发。最常用的矫形支具有颈围、颈托,可应用于各型颈椎病急性期或症状严重的患者。颈托也多用于颈椎骨折、脱位,经早期治疗仍有椎间不稳定或半脱位的患者。乘坐高速汽车等交通工具时,无论是否患有颈椎病,戴颈围保护都很有必要。但应避免不合理地长期使用颈围、颈托,以免导致颈肌无力及颈椎活动度不良。无论哪一型颈椎病,其治疗的基本原则是遵循先保守治疗,无效后再进行手术这一基本原则。这不仅是由于手术本身所带来的痛苦和易引起损伤及并发症,更为重要的是颈椎病本身,绝大多数可以通过保守治疗使其停止发展、好转甚至痊愈。除非具有明确手术适应证的少数病例,一般均应先从正规的保守治疗开始,并持续3～4周,一般均可显效。对个别呈进行性发展者(多为脊髓型颈椎病),则需当机立断,及早进行手术。

✚➡ 中医正骨及按摩是不是对所有的颈椎病都适合?

中医正骨及按摩具有调整内脏功能、平衡阴阳、促进气血生成、活血祛瘀、促进组织代谢、解除肌肉紧张、理筋复位的作用。基本手法有摩法、揉法、点法、按法与扳法。特别强调的是,这些手法必须由专业医务人员进行。颈椎病手法治疗宜柔和,切忌暴力。椎动脉型患者、脊髓型患者不宜施用后关节整复手法。难以排除椎管内肿瘤等病变者,椎管发育性狭窄者,有脊髓受压症状者,椎体及附件有骨性破坏者,后纵韧带骨化或颈椎畸形者,咽、喉、颈、枕部有急性炎症者,有明显神经官能症者,以及诊断不明的情况下,禁止使用任何推拿和正骨手法。

✚➡ 颈椎病患者何时宜选择手术治疗?

颈椎病的病理机制及临床表现比较复杂,应根据不同的病情选择适当的手术方式。各型颈椎病的手术适应证分别如下:① 神经根型:原则上采取保守治疗。手术适应证为正规而系统的非手术治疗3～6个月以上无效,或保守治疗虽然有效但反复发作,而且症状比较严重,影响正常生活或工作者。② 脊髓型:原则上脊髓型颈椎病一经确诊,又无手术禁忌证,应进行手术治疗。③ 椎动脉型：颈性眩晕有猝倒史，经保守治疗无效者可考虑进行手术。
④ 交感神经型：症状严重影响生活，经保守治疗无效且证实为节段性不稳或椎间盘膨出者可考虑手术。

在颈椎疾病的防治过程中，需要注意什么？

随着年龄的增长，颈椎椎间盘发生退行性改变几乎是不可避免的。但是如果在生活和工作中注意避免促进椎间盘退行性改变的一些因素，则有助于防止颈椎退行性改变的发生与发展。

1. 正确认识颈椎病，树立战胜疾病的信心

颈椎病病程比较长，椎间盘退变、骨刺生长、韧带钙化等与年龄增长、机体老化有关。病情常有反复，发作时症状可能比较严重，影响日常生活和休息。因此，一方面要消除恐惧悲观心理；另一方面要防止得过且过、放弃积极治疗的心态。

2. 注意休息

颈椎病急性发作期或初次发作的患者，要适当注意休息，病情严重者更要卧床休息 2～3 周。从颈椎病的预防角度说，应该选择有利于病情稳定、保持脊柱平衡的床铺为佳。枕头的位置、形状与选料要有所选择，也需要一个良好的睡眠体位，做到既要维持整个脊柱的生理曲度，又应使患者感到舒适，达到使全身肌肉松弛，调整关节生理状态的作用。

3. 坚持做保健操

无任何颈椎病的症状者，可以每日早、晚各数次进行缓慢地屈、伸、左右侧屈及旋转颈部的运动，加强颈背肌肉等长抗阻收缩锻炼。颈椎病患者戒烟或减少吸烟对其缓解症状，逐步康复意义

重大。避免过度劳累而致咽喉部的反复感染炎症,避免过度负重和人体震动进而减少对椎间盘的冲击。

4. 避免长时间保持低头姿势

要避免长时间低头工作,银行与财会专业人士、办公室伏案工作人员、电脑操作人员等,颈部肌肉、韧带长时间受到牵拉而劳损,促使颈椎椎间盘发生退变。最好工作 1 小时左右后改变一下体位。改变不良的工作和生活习惯,如卧在床上阅读、看电视等。

5. 颈部放置在生理状态下休息

休息时,一般成年人颈部垫高约 10 厘米较好,高枕使颈部处于屈曲状态,其结果与低头姿势相同。侧卧时,枕头要加高至头部不出现侧屈的高度。

6. 避免颈部外伤

乘车外出应系好安全带并避免在车上睡觉,以免急刹车时因颈部肌肉松弛而损伤颈椎。出现颈肩臂痛时,在明确诊断并排除颈椎椎管狭窄后,可行轻柔按摩,避免过重的旋转手法,以免损伤椎间盘。

7. 避免风寒、潮湿

夏天注意避免风扇、空调直接吹向颈部,出汗后不要直接吹冷风,或用冷水冲洗头颈部,或在凉枕上睡觉。

患者在颈椎病认知及治疗中存在哪些误区?

(1) 认为"高枕无忧"。研究表明,高枕睡眠 5 年以上,颈椎病的患病率明显高于对照组。

(2) 患了颈椎病就不能用枕头了。从医学角度来讲,枕头是维持头颈正常位置的主要工具。这个"正常"位置是指维持头颈段本身的生理性曲线。

（3）认为颈椎病是颈椎退行性病变，是老年病，只有人老了才会得，年轻人不会得。随着生活工作习惯的改变，长期低头工作的年轻人更容易出现颈椎病。

（4）认为得了颈椎病，自己就是废人一个了。颈椎病并不可怕，可怕的是不重视及忽视。

（5）颈椎病是老化性疾病，不需要治疗，任其发展。颈椎病虽然是颈椎退行性病变，但不积极治疗也会致残，影响生活。

（6）认为颈椎疾病不会影响心脑系统。当颈椎病压迫颈部血管时可以引起脑供血不足，轻的可以引起头晕，严重的可以引起脑卒中及猝死。

（7）认为颈椎疾病只能靠药物及手术治疗，其他的方法都不重要了。保守治疗及非药物治疗，如牵引及针灸、按摩在治疗颈部疾病中起着重要的作用。

第三章　肩部问题与自我保健

✚⇒ 肩部的结构特点是什么？

　　肩膀是上肢的根，是上肢与躯干连接的中介，包括臂上部、腋窝、胸前区及肩胛骨所在背部区域，是人体活动范围最大的关节，同时也是最不稳定的关节。

　　与肩关节有关的骨包括直接的肩胛骨、锁骨、肱骨，并且间接地与胸骨、肋骨、胸椎有关（图 3-1）。

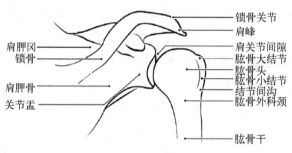

锁骨关节
肩峰
肩胛冈
锁骨
肩关节间隙
肱骨大结节
肱骨头
肱骨小结节
结节间沟
肱骨外科颈
肩胛骨
关节盂
肱骨干

图 3-1　肩部结构示意图

✚⇒ 肩关节的韧带连接有什么活动意义？

　　肩肱关节的韧带主要有喙肩韧带、喙肱韧带、喙锁韧带（图 3-2）。

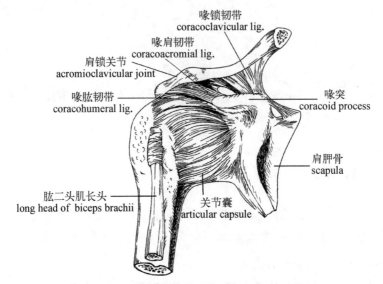

图 3-2　肩部韧带示意图(引自顾晓松《人体解剖学(第四版)》)

喙肩韧带为关节囊前壁增厚部,有约束肩肱关节外旋的作用。

喙肱韧带为悬吊肱骨头的韧带。肱骨外旋时韧带纤维伸展,有约束肱骨外旋的作用。

喙锁韧带为联系锁骨与肩胛骨喙突的韧带。当锁骨做旋转活动时,喙锁韧带延长,上肢外展时,有适应肩锁关节 20°活动范围的功能。喙锁韧带是稳定肩锁关节的重要结构。

✥⇨ 人体肩关节正常的活动度有多大?

肩关节主要活动有前屈、后伸、内收后展、外展、内旋、外旋和上举。

（1）前屈：就是向前平举，最高可以抬起至完全向上竖直即紧贴耳朵。

（2）后伸：手臂贴着身体向后上抬40°～60°，有的可接近90°。

（3）外展：就是手臂侧面抬起即侧平举，大约120°。有的甚至可以外展到180°，即手臂完全竖直，贴着耳朵。

（4）内收后展：手臂肩关节向对侧屈曲和同侧后展，内收可达135°，后展较小，可至30°。

（5）内旋：大臂侧平举，小臂向前伸直，与大臂呈90°。以大臂为轴，小臂向下旋转70°～90°。

（6）外旋：和内旋相反，以大臂为轴，小臂向上旋转70°～90°。

✚➡ 肩关节为什么容易脱位？

由于肩部盂肱关节肱骨头大而肩胛窝浅，周围关节囊比较薄弱，因此肩关节活动度大，稳定性相对较差，加上活动外伤、结构退变，易发生习惯性肩关节脱位。肩关节是脱位发生率最高的关节。

✚➡ 什么是肩关节不稳？

在肩关节运动时，肱骨头从肩胛盂中脱出，称为肩关节不稳。其典型症状包括疼痛和偶尔出现脱位的感觉。

大多数肩关节不稳是由摔倒或碰撞等创伤引起，进而出现肩关节完全脱位或半脱位。

✚➨ 什么是肩关节脱位?

正常情况下肱骨头稳定在关节盂内进行各种活动,正常的肩关节稳定主要依赖盂唇,把肱骨头固定于关节盂。如果盂唇出现关节盂上撕裂,稳定性就会出现问题。这种肱骨头脱出关节盂即为肩关节脱位。

✚➨ 如何诊断肩关节脱位?

肩关节脱位一般有外伤史并伴有比较剧烈的疼痛感,外形上可以发现肩前凹陷和腋窝鼓胀。但是,针对自行复位或者复发性的脱位诊断比较困难,这时只能到医院进一步做X线检查,基本上就能够诊断脱位,并诊断是否有骨损伤情况。

✚➨ 创伤性肩关节脱位会引起哪些合并损伤?

(1)神经损伤:臂丛神经分布在肩关节前,肱骨头脱出时往往会过度刺激或卡压臂丛神经,会引起手臂无力感甚至麻木,如腋神经损伤妨碍其支配肩外侧的三角肌。

(2)肩袖损伤:一般来说,年轻人在出现肩关节脱位时很少会有肩袖损伤,但是在40岁以后则往往会伴发肩袖损伤。这是增龄性肩袖磨损的必然趋势。

(3)骨损伤:一般出现比较严重的外伤时可能会伴发骨损伤,

关节盂边缘或者肩袖大结节可能会撕脱或者骨折。

✚⇨ 什么神经损伤会形成"猿手"?

正中神经损伤会形成"猿手",主要表现为:

(1) 运动障碍,前臂不能旋前,屈腕力减弱,拇指、食指及中指不能屈,拇指不能做对掌运动。

(2) 感觉障碍,拇指、食指、中指远节最明显。

(3) 手畸形,鱼际肌在手掌拇指侧,支配拇指做展、屈、对掌等动作,正中神经损伤后会使鱼际肌萎缩,手掌变平坦,形成"猿手"(图3-3)。

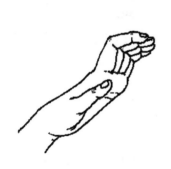
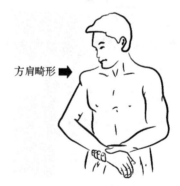

图3-3　猿手示意图　　　　图3-4　方形肩示意图

✚⇨ 什么神经损伤会形成"方形肩"?

腋神经损伤后主要表现为三角肌瘫痪,肩关节外展幅度变小或不能,三角肌区皮肤感觉障碍,如果伴有三角肌萎缩,肩峰突出,会形成"方肩"畸形(图3-4)。

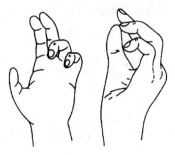

图 3-5　爪形手示意图

什么神经损伤会形成"爪形手"?

尺神经损伤时拇指不能内收,出现各手指难以合并,且各掌指关节过伸,尤其第 4、5 指的指间关节弯曲,出现"爪形手"(图 3-5)。

什么是肩袖?

肩袖不是单一组织结构,是由冈上肌、冈下肌、小圆肌、肩胛下肌的肌腱从肩关节前、上和后面袖口样包裹肱骨头,止于肱骨大小结节上以及肱骨解剖颈的边缘,以加强肩关节稳定性,这些肌腱结构称为肩袖组织。

什么是肩袖损伤?

肩袖损伤是极其常见的肩关节退行性病变,又称肩袖创伤性肌腱炎,其发病随年老而多发。

在解剖结构上,肩袖恰好位于肩峰的下方,其中冈上肌附着于肱骨大结节最上部,又是肩部四周力量汇聚的应力点,经常受肩峰喙肩韧带的磨损,而肩袖的运动是旋转手臂以及手臂上举的活动。所以,肩袖非常容易受到损伤,且肩袖牵拉使伤口越拉越大,难以愈合。

肩袖损伤的典型症状是疼痛有昼轻夜重的特点,甚至睡时痛醒,尤其不敢患侧睡,肱骨大结节部有明显按压痛。肩关节有外展、上举或后伸时障碍,平时也会影响个人卫生活动等,严重影响患者的生活。

✛⟶ 哪些因素会导致肩袖损伤?

肩袖损伤依破裂程度可分为部分破裂和完全破裂两类。若处理不当,部分破裂可发展为完全破裂。

肩袖损伤的病因有血运学说、退变学说、撞击学说及创伤学说四种主要论点。

(1)血运学说:冈上肌腱远端无血管区域的供血不足是肩袖损伤最常发生的原因。

(2)退变学说:肩袖损伤多见于40岁以上男性,肌腱的退化变性、肌腱的部分断裂乃至完全性断裂随年龄增长呈加重的趋势,肌腱止点变性降低了肌腱的张力,如果是年轻人,绝大多数伴有严重外伤史。由于肩袖受肩峰保护,直接暴力很少造成肩袖破裂。间接暴力多因肩袖随年龄增长发生退行性变化后上肢外展骤然内收而破裂,尤因冈上肌肌力薄弱,而承受牵拉力最大,故易破裂,约占50%。

(3)撞击学说:肩袖损伤部分缘由是撞击,肩峰撞击大多发生在肩峰前1/3部位和肩锁关节下面喙肩穹下方肩关节,运动时这两个肌腱在喙肩穹下方往复移动导致撞击性损伤,早期表现为滑囊病变,中晚期则会出现肌腱的退化和断裂。

(4)创伤学说:创伤是肩袖损伤的重要原因,尤其是长期反复的微小创伤在肩袖损伤中比例很高,平时的行为姿势损伤、运动性劳损都是肩袖创伤的常见原因,对于那些从事投掷运动的职业运动员来说,这种病变很常见,往往在长期慢性运动性劳损中又带有急性发作暴发。此外,冈上肌腱也易遭受暴力直接牵拉、过度牵拉以及对冲伤等。

✦⇒ 肩袖损伤的程度如何分级?

肩袖撕裂分为部分撕裂和全层撕裂。按照病理程度分为三级。

(1)一级:为肩袖组织出血、水肿;一般年纪偏小,具有可逆性,活动时肩痛到活动期间痛,肩峰上区点状触痛,有疼痛弧,抗阻力时疼痛加重。

(2)二级:为肩袖组织纤维化。一般因反复损伤导致,疼痛呈现持续性,有夜间加重趋势。

(3)三级:为肩袖组织撕裂。其包括完全撕裂及骨骼病变,疼痛轻重持续,夜间重,肩部活动受限严重,一般多被动活动。

按照肩袖撕裂部位分为三类:滑囊侧部分撕裂、肌腱内撕裂、关节侧部分撕裂。

✦⇒ 肩袖损伤该如何治疗?

肩袖损伤一般行保守治疗,用少许消炎镇痛药物即可,必要时进行注射治疗,关键是平时注意避免损伤,尤其是过度的顶位活动,不要在疼痛的时候进行锻炼。

对于完全的肩袖撕裂,基本上难以自愈。一般都需要通过手术恢复肩关节功能。

✚➡ 肩袖损伤术后如何进行康复训练？

手术后的康复训练大体可以分为三个阶段。

1. 第一阶段：术后 3 周内

一般术后 3 周内采用吊带在舒适体位悬吊保护。否则，将影响组织愈合及功能恢复。三角巾保护时间视疼痛、肌力情况而定。同时必须要进行康复训练，受伤关节一般制动达 2 周，就会导致结缔组织纤维融合、加重局部粘连，限制功能活动，不及时处理，关节运动功能就会丧失，但不应当负重及过分用力。

（1）一般在手术完成当天或隔 1 天，就可以简单活动手指、手腕，常用握拳练习。

1）手指、手腕、前臂及肘关节的主动锻炼：如手指的抓握、伸展练习。

2）手腕的掌屈背屈、尺偏桡偏和旋转练习：在不增加疼痛的前提下尽可能多做。

3）对于促进血液循环、消肿散淤、防止深静脉血栓具有重要意义。

（2）术后 3 天可做画圈、钟摆练习：健侧手辅助患侧上肢做前后、左右摆动及顺、逆时针画圈。体前屈（弯腰）至上身与地面平行，在三角巾和健侧手的保护下摆动手臂。疼痛初始阶段要在有限活动范围内练习，首先是前后方向的，待适应基本无痛后增加左右侧向的，最后增加绕环（画圈）动作，逐渐增大活动范围，但不超过 90°。每次练习后适时冷敷痛区，每次 15～30 分钟。

（3）术后1周可以开始活动肘关节：解下吊带，进行主动、缓慢的屈伸肘关节练习，屈伸到最大程度，每日2～3次。

此时也可做一些被动练习：

1）肩关节前屈：平卧，在患肢不用力的情况下，健侧手握紧患侧肘部，经体前向上举起患侧手臂。角度控制在90°以内。以后再逐步增加角度，由健侧手用力使患肢尽可能上举达最大角度，并维持1分钟。

2）肩关节外展练习：患者平卧，在体侧沿水平方向向患侧推，使患侧肩关节展开，角度控制在90°以内，并逐渐增加被动活动角度，达到最大限度时同样维持1分钟。3～5次一组，每日1～2次。

3）外旋练习：分为两个角度练习，一个是患侧贴于体侧；另一个是患侧外展，外展角度尽可能大，身体平卧。患侧肘关节屈曲90°，健侧手尽力向外推患侧手，达到最大程度，并维持1分钟。

4）内旋练习：患者取坐位或者站立位，患肢在下置于背后，健侧手在上置于脑后。两手分别握住木棒的两端。健侧手握住木棒向上拉，提到最大程度并维持1～3分钟。

（4）术后2～3周可做一些肌力训练。

1）三角肌前群、中群、后群等长收缩训练：即静力性训练。平卧，患侧手握拳，肘关节屈曲90°贴在体侧。在保持身体、肩关节、上肢位置不动的前提下，进行前方、外侧、后侧的抵抗训练，频率为每日3次，每次5～10组。

2）综合性训练

A. 前平举：屈肘90°，手臂在体前向上抬起，保持无痛，并静力性保持1～3分钟，每次10组，每日3次，等力量增强后再伸直手臂练习。

B. 侧平举：手臂向体侧抬起，保持无痛，并静力性保持1～

3 分钟，每次 10 组，每日 3 次。

2. 第二阶段：术后 3～10 周

在疼痛逐步减轻阶段需要适度加强肩袖部的训练，对于之前的锻炼继续练习并强化，如果之前的有些练习已经感觉不到痛或费力就可以不再继续，以肩部感觉稍有酸胀感为好。

（1）肩外展、前举位内、外旋练习：练习的动作和之前相同，就是保持患侧手臂在体侧外展或前举 45°的位置，并逐渐增加角度并强化练习。适度进行动力性练习并逐渐增加负荷练习。

（2）动力性抗阻练习：双手做对抗练习，患侧手臂分别向内侧用力接近身体和向外侧用力离远身体，健侧手臂做反向抗阻。

3. 第三阶段：手术后 10 周以后

这时候基本是疼痛消失阶段，需要及时加强上肢力量训练。同时，因为日常活动增加，需要注意，生活中姿势的正确与康复训练同样重要，既可以很好地帮助康复训练，又避免了不必要的并发症的发生。

需要注意的是，肩袖损伤的康复训练是以恢复肩部运动能力为目，但是需要把握训练的度。如有出现疼痛加重，需减少频次或暂时休息，等疼痛减轻后再开始训练。

◆⇒ 什么是肩峰下撞击症？

肩峰下间隙有肩袖组织、滑囊和盂肱关节囊等。间隙上缘是喙肩弓，下缘有肱骨大结节和肱骨头上部，当肩部做上举活动如前屈、外展时，大结节触及肩峰，与喙肩弓反复摩擦撞击，会引起肩袖损坏、肩峰下滑囊炎症，有时还会撕裂，出现疼痛并有活动障碍，称为肩峰下撞击症。

✚⇒ 肩峰下撞击症如何进行康复训练?

肩峰下撞击症在急性期患肢应保持固定,缓解期需要进行适当的康复锻炼,平时注意肩部保暖,避免受寒。康复治疗应分阶段进行。

1. 第一阶段:保护阶段

肩部悬吊制动保持固定,在能忍受的情况下做肩部的微动,再逐渐增加活动程度和训练时间。

2. 第二阶段:功能恢复训练

这一阶段的训练逐步增强,原则上既要保护肩关节软组织和活动完整性,又要恢复活动自如性。训练进行适度的主动对抗活动训练,包括肩部前伸、后伸、内旋和外旋训练。

3. 第三阶段:强化恢复训练

此阶段训练肩胛骨稳态,增强关节灵活性,增强肌力。其包括外展训练、前屈训练、外展位肩外旋训练、外展位肩内旋训练等。

康复训练不是固定的,分阶段也不是绝对的。根据患者情况,训练方法要做相应的适时调整。

✚⇒ 怎么判断自己患有肩周炎?

(1)疼痛:起初时肩部呈阵发性疼痛,渐进性加重。昼轻夜重为本病一大特点,可影响睡眠,甚至夜不能寐,尤其不能向患侧侧卧,此种情况因血虚而更明显。疼痛伴有持续性肌肉痉挛,或刀割样痛,且呈持续性,并可向后脑部、颈部、耳部、肩胛骨部、胸部、前臂及腕部、手部放射。肩关节上举、后伸时疼痛加剧。

(2)功能受限:初起肩部活动多无限制,或仅有肩部紧束感,之后逐渐会僵硬,出现肩关节活动广泛受限,而且受限呈现多向性,以外展、上举、内外旋更为明显。随着病情进展,关节囊及软组织粘连,肌力逐渐下降,无论是主动还是被动,肩关节在各方向活动均受限,重者肩肱关节可完全限制。肩外展时可见典型的"扛肩"现象,严重者连穿衣、梳头、洗脸等动作均难以完成。

(3)怕冷:患肩怕冷,对天气变化特别敏感,天冷或劳累常使疼痛加重,不少患者终年用披肩保暖,即便夏天也是如此,特别不敢吹风。

(4)压痛:多数患者在肩关节周围可触到明显的压痛点,而且呈现广泛性。

(5)萎缩:开始是肩周肌肉痉挛,如三角肌、冈上肌等,后期慢慢演变成失用性萎缩,功能活动无力,疼痛则反而不显。

⇨"五十肩"是肩周炎吗?

肩周炎好发于中老年人,以 40~60 岁为发病的高峰,女性占比略高。由于 50 岁左右的人易患肩周炎,所以本病又称为"五十肩"。中医称之为"漏肩风""冻结肩""肩痹""肩凝症"等。

⇨为什么肩部摔伤了,1 个月后会变成了肩周炎?

肩周炎的发生可以完全没有预兆,或在一次很小的外伤后出现,通常会有 3 个阶段,疼痛、僵硬、最后的缓解。但是这个疾病可能会延续很长一段时间,有的患者甚至会超过 2 年。

➡ 肩周炎的发病因素有哪些?

(1) 年龄因素:本病以中老年人居多,肩部软组织有增龄性退变、身体渐渐亏损、抵抗力下降是基本因素。

(2) 生活因素:肩部长期的过度活动、日常行为姿势的不正确等导致的慢性损伤是主要的引发因素。

(3) 物理因素:外在风寒湿等邪气侵袭肩部脉络,导致肩部气血痹阻,血脉淤堵,出现冻结肩,这种因素颇为常见。

(4) 外伤因素:肩部遭受急性挫裂伤、牵拉伤后治疗康复不当,转为慢性迁延性状态,最终演变成冻结肩。

(5) 全身因素:肩部疼痛有时是全身性疾病的伴随症,颈椎病,冠心病、肺病、肝胆道疾病会有肩部放射表现,长期牵涉疼痛导致肩部肌肉持续痉挛缺血不缓解,从而发展成无菌性炎性,最后由伴随症转变为真正的冻结肩。

➡ 肩周炎不治疗也能好吗?

肩周炎在临床症状表现上可分为以下三期:① 初期:疼痛不显著,主要是肩部有紧束感,疼痛区域相对局限,主要在肩关节外侧,肩关节可逐渐出现僵硬与疼痛。② 冻结期:肩部疼痛一般均较重,有夜间加重的趋向特征,甚至可影响睡眠,也有不甚痛者。疼痛感会随着肩关节的活动而加剧甚至肌肉会痉挛,随着病情加重,肩关节活动逐渐丧失,严重者肩肱关节活动完全受限。③ 解冻期:是症状缓解期,疼痛可能逐渐缓解好转,肩关节也会趋向松弛,活动度增大。缓解程度会因人而异,当然也有人不缓解甚至关节强直。

✛➪ 肩周炎患者如何进行自我保健?

1. 敷法

在肩部痛点处敷贴中药膏是自古常用的治疗方法,一般都是由具有活血通络、温经散寒、化瘀止痛类中药制成,对于肩部疼痛有非常好的缓解甚至消除效果,也能够很好地帮助恢复肩关节活动功能。

敷贴一般不超过 24 小时,有的患者可能会有皮肤过敏,有略痒感觉时即可揭掉。一般使用 1 贴就会显效,疼痛会明显减轻,1周为 1 个疗程。

平时为了增强敷贴效果,可以在推拿、运动之后,肩部气血循环加速,肌肉组织松解的时候敷药,这时候效果会发挥得更好,作用更为充分。

2. 按摩法

按摩是肩周炎常用治法,效果很好,常用的穴位有肩上的肩井、肩髎、肩隅;肩周的肩前、肩贞、大椎、天宗;还有手臂的曲池、外关、腕骨等穴位;另外,根据具体疼痛部位还可选阿是穴。

其中肩髎、肩前、肩贞是治疗肩部疼痛必选的 3 个穴位(图 3-6a)。肩关节外展时,肩峰后下方有一个凹陷处就是肩髎。肩前位于腋前皱纹头上 1.5 寸(患者自己大拇指关节的横度作为 1 寸)

处。肩贞在腋后纹头直上 1 寸处(图 3－6b)。

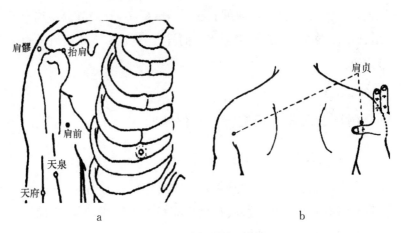

图 3－6　肩部穴位示意图

肩周炎大多都有寒湿邪气痹阻、气血瘀堵,所以传统中医在治疗时间段上也有考量,中医有"冬病夏治"的治则,也就是在夏天天气热、温度高的时候进行按摩,借助天时,其治愈效果和时间比冬天要好要快。

3. 刮痧法

刮痧也是肩周炎常用治法,有区域刮痧和循经刮痧,针对肩部区域进行面的操作,针对经络一般有肺经、小肠经、膀胱经、大肠经等,刮痧有透开腠理、逐瘀祛邪的效果。

4. 药浴法

药浴通常选取一些活血化瘀、祛风散寒的中药,熬煮后取热汁熏洗肩部,有很好的止痛散邪作用。

5. 热敷法

平时可以用热毛巾或者热水袋等敷在肩部 15～30 分钟,可以缓解疼痛,活跃气血,如比较痛的,可以冷、热交替外敷。

6. 艾灸法

冻结肩多有寒湿痹阻、气血瘀堵不通,一般患者喜暖怕冷,肩部疼痛也是遇寒加重,得温痛减。艾灸具有温经散寒、活血通络的功效,所以针对冻结肩作用很好,而且操作简易,一般患者都能自我艾灸。

穴位上一般选用肩髎、肩髃,伴有肩胛痛的一般加天宗、肩贞,疼痛向上臂走串的加臂臑、曲池。自己可以艾条悬灸,也可以用艾灸盒,现在的艾灸盒有很多种形式,使用起来非常方便。

一般单个穴位艾灸 15～20 分钟,连续艾灸 1 周为 1 个疗程,间隔 3 天左右进行下一个疗程。

7. 拔罐法

拔罐很常用,也比较安全,针对肩部寒湿邪气瘀积的冻结肩效果很好。

✚⇒ 为什么肩周炎需要手术治疗?

有的肩周炎需要手术治疗,针对肩关节活动功能严重受限,关节囊挛缩,非手术无法恢复者,建议用手术松解挛缩的关节囊。术后进行适当的康复训练,可以获得较好的恢复。

✚⇒ 左肩酸麻是肩周炎还是心脏问题?

心脏病患者发病时伴有左肩麻木、疼痛,不过一般是阵发性、间断性,时长几分钟到十几分钟不等。而且常常有心脏不适感,如胸前区疼痛、心慌胸闷、憋气头晕,甚至呕吐等。对于心绞痛、心肌梗死等患者,会有左肩及后背部的放射性疼痛。

肩周炎患者的左肩酸麻胀痛,持续时间一般都比心脏病症状长。疼痛时不自觉的活动、按摩或者热敷会缓解不适。

由心脏问题引起的左肩不适也会因过度劳累、情志过激等而加重,但是没有关节活动范围受限,这与肩周炎是有区别的。

✚➜ 肩周炎如何进行运动康复锻炼?

锻炼的动作可以根据个人的情况选择,每天坚持,就会缓解恢复肩周炎。

(1)后拉手:患者站立或坐位,患侧手臂从下伸到后背,健侧手臂从上去背后拉患臂,一般两手是难以抓到的,可以在两手之间拉住毛巾或者木棒,由健侧手臂向上拉,带动患侧手臂向上。然后再慢慢放下,反复升降。

(2)侧平举:患者双臂自然伸直下垂,向两侧缓缓抬起,到最高程度停 3～10 分钟,然后下落还原,反复进行。

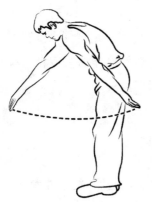

(3)手首相触:姿势不限,患侧手臂曲肘触摸头面,反复操作。

(4)甩手:按摩放松肩部肌肉,然后身体脊柱旋转,带动手臂前后、左右晃动,幅度由小到大,速度由慢到快,以自己能够耐受为度,每次 3～10 分钟(图 3-7)。

图 3-7 甩手示意图

（5）耸肩：两肩向上耸动，可以同时缩颈夹脊，高度递增，上去后可以适度保持一会再放下（图3-8）。耸肩是自治肩周炎的常用方法，对于肩部痛有非常好的缓解效果，每次活动30～50次。

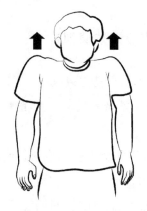
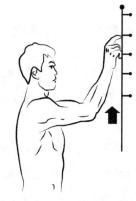

图3-8　耸肩示意图　　　　图3-9　手指爬墙示意图

（6）手指爬墙：患侧手指沿墙向上做爬墙的动作，带动手臂外展上行，上爬到最高程度，再下落还原，反复上下，逐渐提高手指上爬的高度（图3-9）。

也可以借助滑轮，双手各自拉住一端绳子，由健侧手臂抓住下拉，拉动患侧手臂向上。到最高度后稍停一会，再慢慢下落，反复拉动。

（7）划圈：上身微微俯下，自然松垂手臂，务必放松不用力，在身体的带动下手臂做自然的顺时针和逆时针画圈，画圈幅度由小到大，持续3～10分钟（图3-10）。

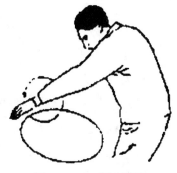

图3-10　画圈示意图

自我锻炼注意：治疗后需要及时跟进功能练习，而且要坚持不懈，不可因为怕痛而不活动。否则，肩部相关组织血流减慢，渗出增加，而重新发生水肿、粘连。

什么是科学有效的肩周炎康复锻炼原则？

（1）康复练习要按时规律地进行，且要持之以恒。

（2）建议在锻炼前热敷，可以松解紧滞的肌肉组织，锻炼后适度冷敷，可以缓解疼痛。

（3）注意把控锻炼量，以运动后疼痛能忍受为度，微痛无妨，过于疼痛且不能缓解则应该减少练习。

（4）原则上是需要在疼痛点进行静力性维持，时间逐渐延长，再慢慢回到起始位置。

（5）运动次数根据情况逐渐增加，不要超过肩关节忍受度。

（6）运动尺度逐渐增大，以接近但又不觉疼痛为宜。

肩部疼痛由哪些非肩部损伤因素造成？

其实肩膀疼痛可由多种原因造成，有时候非肩部因素也会出现肩部疼痛，一般来说，常见以下几个原因。

1. 肩外因素

（1）颈源性：颈椎病是常见外源性因素，特点是先有颈椎病的体征和症状，之后渐渐发展成肩部病变。不少患者有颈肩综合征。

（2）脏源性：内脏的一些病变也会伴随有肩部疼痛，如心脏病、肺部肿瘤、肝胆疾病等，一般是伴发症。

2. 系统性疾病

系统性疾病如风湿、类风湿性关节炎,有的就突出表现为肩部疼痛,有的是伴随全身其他关节一起。本病尚与精神心理因素、体内感染病灶、内分泌紊乱及自身免疫反应等有关。

3. 肩自体病

如冻结肩、肩峰下撞击症、肩袖撕裂、肩关节脱位等。

✚➡ 肩部疼痛都是肩周炎引起的吗?

一提到肩部疼痛,很多人会认为是肩周炎,但实际上真正的肩周炎并不占多数,有十多种病变都可以引起肩痛。对此很多患者没有正确的认知,存在极大的认识误区,一遇到肩部疼痛,除了急性损伤,就笼统地认为是肩周炎,觉得可以通过自己锻炼而不治自愈,殊不知认识不清,当然也就不能很好地进行自我康复,往往会延误病情。

在临床上会遇到不少因为肩痛而自行锻炼以求康复的患者,每天坚持肩部的运动锻炼,如拉吊环、提棒、拉绳等,有的可能还会去一些推拿馆、养生馆做做按摩、推拿、艾灸等,虽然一直在调理锻炼,但是不少患者不但没有缓解,反而有加重的趋势,肩部疼痛状况越来越严重。殊不知这都是误治乱调,因为缺乏相关知识以及错误的诊断,把肩袖撕裂当成了肩周炎来调治,造成劳而无功。

✚➡ 肩部疼痛应想到哪些病?

很多人都受到肩部疼痛的困扰,尤其是中老年人。一般来说肩痛主要是肩部的病变如肩周炎、肩袖损伤、肩峰下撞击症、肩锁关节退行性改变等引起。但是需要提醒大家注意的是,肩痛未必就是肩膀的毛病,也可能是身体其他脏腑器官组织的问题,肩部疼痛只是一个伴随的症状,所以出现了肩部不适,不能单纯以为只是肩部病变,还要综合考虑,可能是以下疾病。

(1)颈椎病:也是非常常见的疾病,往往和肩部疾病一起,但是以颈源性为主,颈神经后支在循行转折处或骨纤维管内因为长期的慢性刺激,会出现慢性水肿、纤维化等病理改变;同时,神经支配的对应颈部肌肉发生持续痉挛和纤维化,可累及臂丛神经遭受不同程度的卡压,也会引起肩臂的疼痛不适等。

(2)呼吸系统疾病:这类的疼痛区域多在后背肩胛区,疼痛多为呼吸系统症状。疼痛有时随着呼吸而加重,单纯的肩背检查一般无病变、肩部活动正常、没有压痛等。

另外,肺癌也会出现肩部疼痛,因为肺尖区域神经众多如臂丛神经等,肺部肿瘤的发展会侵犯压迫胸膜,引起类似肩周炎疼痛的症状。不明因由的肩部疼痛,需要注意排查恶性病变,除了肺癌之外,脊柱的恶性肿瘤骨转移也很常见,而且症状特异性不高也会影响诊断。

✚⇒ 怎样做好肩周炎的家庭防治措施?

肩关节作为活动度最大的人体关节,平时活动多,很容易患病。肩周炎发病的很多因素跟我们的日常不良生活习惯有很大关系,需要注意到这一点。

1. 保暖防寒

外界的气候变化,尤其风寒湿气可使血管收缩,肌肉拘紧,血液循环差,一些代谢垃圾会堆积如乳酸,使肌肉组织受刺激而挛缩,长期遭受寒凉侵袭则会纤维样变性。尤其现在很多青年人不注意保暖,过分关注外在的仪表,要风度不要温度,甚至在天冷的季节还穿露脐装、露肩装、露腿装等,夏天吹空调不节制,内在不注意饮食的温度,只顾外在形象好看和一时的享受,引发颈部肌肉痉挛、神经水肿,从而导致肩部酸痛,活动受限。因此,在日常生活中注意防寒保暖,特别是避免肩部受凉,对于预防肩周炎十分重要,建议适当多喝姜茶。

2. 加强锻炼

锻炼对于肩周炎至关重要,除了一些固定的康复训练之外,建议平时多练习一些传统运动,如太极拳、易筋经、八段锦等,对于负重运动注意运动量,防止运动不当造成关节及其软组织损伤。上班族也可以随时练习一些小动作,如经常耸肩,对肩关节也有好处。

3. 端正姿势

很多白领阶层的工作常态都是伏案,双肩得不到调整,肩背肌肉一直紧张收缩,不得放松,长期保持就导致肩部肌肉水肿、痉挛,形成慢性积累性损伤。

平时注意单肩包的使用,背单肩包往往会不自觉地杠肩,这种姿势固定过久会使肩背部肌肉长期拘紧,容易形成高低肩,引起肩背酸痛。

睡眠的姿势是否正确、枕头是否合适,也会影响颈肩部的康复。另外,露肩睡觉,也易使肩部遭到寒气的侵袭,引起肩痛。尤其夏天更要注意肩部不要对空调或风扇直吹。已经患有肩周炎的人,外出可以戴个披肩保护肩部。

4. 锻炼健侧

肩周炎常常是单侧开始发病,临床发现,接近一半的患者患病5年后有健侧发病趋势,所以一旦出现单侧肩周炎,就得注意健侧的锻炼,积极预防。

5. 按摩五大部位可调血气

中医认为,肩周炎的病变演化是气血亏虚,筋脉失养,所以久病患者需要提升自己的血气水平。人体气血流行全身,是脏腑、经络等一切组织器官生理活动的物质基础。

一旦人体内气血失调,必会影响机体功能,导致疾病发生。久之会致使身体功能减退,提早衰老。气血不足可以按摩以下部位,帮助调和气血。

(1)前胸:胸腺是人体最重要的免疫器官之一,经常摩擦按摩前胸是增强自身免疫力的极好方法,能提高抗病和抗感染的能力,延缓衰老。

(2)脚底:是人体反射区集中处,古人说"精从足底生",按摩足底可以调整全身,人体6条经络起止于脚。经常按摩脚底、散步及赤脚走、泡脚能够促进脚和腿的血液循环,活跃全身气血。

(3)腋窝:有着丰富的淋巴结、毛细血管和神经,心肺经络循行由此,刺激腋窝可以促进血液循环,增强心肺功能,增加器官的氧气供应和加快新陈代谢,对于增强器官的功能很有益处。所以,经常按摩腋窝,是健身抗衰老的奥秘。

(4)脊柱:其和肩部连带相关,病症也相关,像久坐的人常会感觉脊柱酸痛。因为脊柱是人体能量向上输送的通道,是人体督脉的行经之地,脊柱一旦受到伤害会造成严重后果。

脊柱两侧的经络又与五脏六腑的关系密切，经常按摩脊柱，可以激发经络的畅通，促进血气的运行，有效滋养全身器官，起到抗衰老作用。

（5）肚脐：肚脐处的穴位称为神阙，是延年益寿的保健要穴，中医常用药物敷贴肚脐，对于增强脾胃功能、心血管功能以及生殖泌尿功能很有效果，常常用来治疗心绞痛、消化不良等疾病。经常按摩神阙穴还可防治中风。

➕➡ 中医认为养护肩膀的首要任务是什么？

中医认为养护肩膀的首要任务是养阳气、防寒气。人年老体弱，阳气亏虚，极易受寒湿邪气侵犯，导致肩部痹症，所以，固护阳气首当其冲。

现代人不良的生活习惯与工作压力大，如经常晚睡、睡眠不好、工作经常超负荷、情绪不好等，导致身体过度透支、器官功能下降，身体越来越虚，阳虚则"寒"。

体虚的人，如果不注意穿衣保暖，睡觉不注意盖被子，经常吹空调，冲凉水澡，很容易让身体受"寒"。当身体"寒"气越来越重时，身体慢慢就会为"湿"气所困，时间一久，身体就容易出现"凝"；即气血循环慢，机体供血不够，进而气血瘀滞，不通则痛，身体就会发生酸痛等不舒服；"凝"久则"瘀"，气血阻塞，身体则感觉酸麻胀痛；瘀堵日久就容易生病了。

特别注意，肩颈部是寒湿气很容易进入身体的通道，进入的寒湿气容易引起肩颈酸痛、肩周炎、颈椎病、头晕头痛、失眠多梦；人体后背属阳，身体背后的经络主要是膀胱经，由于膀胱经所在的背部面积很大,而且在人体最容易受寒的部位,因此许多人都有大量寒气在这个部位。膀胱经的寒气排出时会出现整个肩背酸软或酸痛。

体虚的人,抵抗力差,寒湿气容易进入身体;所以身体出现疲劳时,注意补养阳气、休息恢复,同时注意排寒湿,不要让身体从疲劳转成虚弱。

╋◇ 中老年肩周炎气血亏虚怎么饮食调补?

中医学对肩部疾病有悠久的诊治历史,肩部疼痛属于"痹症""肩痹"的范畴。最早记载肩周炎的是晋代的《针灸甲乙经》,称为"肩脾周痹",并描述"肩痛不可举,引缺盆痛"。

中医学认为,五旬之人,肝肾精血渐亏,正气匮乏,腠理疏密,外加受风冒寒,或劳倦闪挫,或习惯偏侧躺卧,筋脉长时拘急挛缩,渐致气血阻滞而发肩痹。肩痛日久,则气血瘀滞,遂致肩区肿胀粘连,关节僵直,肩不能举。

╋◇ 怎样通过食疗缓解肩部气血亏虚瘀堵?

营养原则要以食用补血、补气的食物、药物慢慢调养。常用补气血的食物有猪肉、猪血、猪肝、糯米、大枣、鲫鱼、黄鳝、虾、蘑菇、猪肚、牛肉、鸡肉、黑芝麻、胡桃肉、龙眼肉、红糖、赤豆等,常与之相配的中药有桑椹、党参、黄芪、当归、熟地黄等,可经常交替选用。宜多吃具有补血、补气作用的食物;宜多食性平、味甘的温热食物。以下提供几种成品组合方。

1. 桂圆姜枣茶

【材料】生姜、红枣、桂圆各适量。

【方法】开水冲泡或者稍微熬煮也可。

【功效】温补气血，驱寒。

2. 山楂双花茶

【材料】山楂 50 克，玫瑰花 10 克，枸杞 15 克，茉莉花 10 克。

【方法】山楂、枸杞先煎取汁，再入茉莉花、玫瑰花，熬煮后饮用。

【功效】补肝益肾，温通经络。适应肩痛迁延日久，隐痛不利，逢阴天变化或疲劳加重。

3. 川乌粳米粥

【材料】生乌头 5 克，粳米 50 克，姜片、蜂蜜适量。

【方法】乌头捣碎研细粉。粳米先煮，快成粥时入乌头末，再小火慢熬，熟后入姜片蜂蜜，略煮即能食用。

【功效】散寒止痛，温阳除湿，通利关节。适于风寒湿痹。

✚⇨ 如何通过静坐松活肩关节？

肩部痹症是一种可严重影响日常生活质量的疾病，且发病日益年轻化，以长期电脑操作者、伏案工作者为多见，可因受凉、劳累而加重。许多人只要碰到精神压力大、情绪紧张，或需要专心应付眼前发生的事情时，下巴和头都会不由自主的前倾，肩膀耸起，导致颈肩僵硬疼痛。

其实不妨试试古人的静养法，一只手使用鼠标，一只手则手心向上，就会发现用鼠标的那侧肩膀紧绷耸起，但手心向上的那侧肩膀则放松地垂下来。接下来,再将手心向下放到膝盖上,就会发现肩膀又紧绷地耸起来了。

所以,平时工作时,不妨每隔 1 小时让自己休息一下,上身坐直,将手心向上放到膝盖上,保持 3～5 分钟,即可缓解颈肩紧张状态。而且当双手手心向上坐着听别人说话的时候,心情也会更加平静,容易听得进去。

掌心向上,让肩部外旋。肩关节外旋,有助于肩部下沉,同时因为身体坐直,胸大肌和背阔肌在肩外旋的位置会令支点外移,所以会让胸腔空间变大,使我们的呼吸更深更顺畅、缓解情绪。

✚➭ 对肩周炎的治疗通常有哪些误区?

(1) 依赖止痛药:一些调查发现,很多肩痛患者发病时,常常自己任意使用各种药膏贴、跌打油或药酒,或者随意服用止痛药。这些只能是在急性发作期起到暂时的缓解作用,如果不明确引起疼痛的根源,那么往往会贻误病情。

(2) 按摩:肩痛发作时,很多患者只是按摩一下或者去一些非医疗机构去做放松式推拿治疗,但是不专业的、辨证不清的推拿按摩可能会加重病情,甚至引起新的损伤。

(3) 过度锻炼:运动疗法对于缓解肩痛很有必要,尤其是肩周炎,少数病情较轻的肩周炎可自行缓解,大多数需要通过锻炼帮助康复,但要控制锻炼的度,不能过度锻炼,更不能仅仅依靠锻炼而不治疗,有时候可能引发新伤。

(4) 不痛就好:不少患者对治疗认识不清,以为疼痛缓解就没事了，往往中断未完结的疗程，也不锻炼，这种情况往往会导致复发频繁，而且越来越加重。所以，一定要遵循医嘱，不能凭感觉行事，疼痛只是身体的感觉，并不是疾病的全部。

（5）肩痛无大病：肩痛的普遍性给很多人一种认识上的错觉，认为治不治都是一样，肩周炎的自愈性特点又使人懈怠，但是更多的肩部疼痛仅仅依靠自身是难以恢复的，需要医生的指导来进行综合的治疗。

第四章　腰部问题与自我保健

✦⇨ 腰椎长什么样？

腰椎由五节椎骨组成，各节之间由棘突之间的棘间与棘上韧带、横突间韧带、椎板间的韧带及椎体前后的前纵韧带和后纵韧带连接。每节椎骨由前方的椎体及后方的附件包括椎板、棘突及上、下关节突组成，前后方由椎弓连接。腰椎两侧的上、下关节突构成腰椎的小关节。腰椎上与胸椎相连，下与骶骨连接，相邻两个椎体之间有椎间盘(图2-1)。

✦⇨ 什么是腰椎间盘？

腰椎间盘由多部分组成，即环状的纤维环及其包绕的髓核、椎体上、下缘的软骨板(图4-1)。

纤维环由含有胶原纤维束的纤维软骨构成，与上下软骨板和前后纵韧带相连，前部与外侧部较厚且宽，后部窄而层次少，相对较为薄弱，椎间盘髓核突出多发生在此处。最内层纤维与髓核的细胞间基质相融合，无明显界限。

髓核组织为胚胎期发育成神经管的脊索的残存物，是一种弹性胶状物质，位于纤维环的中部，占椎间盘切面的50%～

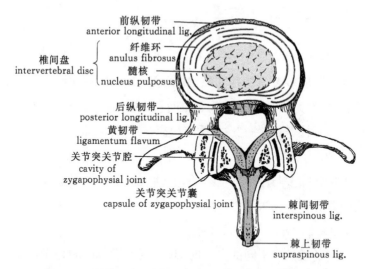

前纵韧带
anterior longitudinal lig.

椎间盘
intervertebral disc

纤维环
anulus fibrosus

髓核
nucleus pulposus

后纵韧带
posterior longitudinal lig.

黄韧带
ligamentum flavum

关节突关节腔
cavity of
zygapophysial joint

关节突关节囊
capsule of zygapophysial joint

棘间韧带
interspinous lig.

棘上韧带
supraspinous lig.

图4-1　腰椎间盘(引自顾晓松《人体解剖学(第四版)》)

60％,为黏弹性组织,在人体负重及活动时缓冲脊柱所承受的应力,起防震作用。但随年龄的增长,水分逐渐减少,髓核变硬而失去弹性,并向后移,对有些人就形成突出压迫周围组织和神经,引起疼痛及下肢活动障碍。髓核的超微结构显示其由胶原纤维网组成,内有由多糖蛋白复合物及软骨素、角蛋白、透明质酸等形成的半流体胶状物以及大量水分,可很好地行使功能。

软骨板由透明软骨构成,为无血管无神经的组织,损伤时不产生疼痛,也不能自行修复。

腰椎间盘含水量随年龄增长逐渐减少。人出生后髓核含水85％～88％,纤维环含水约75％,成年后两者含水均为70％。

✚➡ 腰痛跟什么因素有关？

1. 腰痛与年龄

青少年应多考虑脊柱结核、软骨病。20 岁左右时，应注意强直性脊柱炎；40 岁左右时多为腰椎间盘突出症、腰肌劳损；50 岁以上则多为脊柱退行性病变、骨质疏松症、转移性肿瘤。

2. 腰痛与性别

男性腰痛多与慢性劳损有关，女性腰骶部痛应考虑盆腔炎和子宫位置异常或泌尿系统疾病。

3. 腰痛与时间

不同的腰痛有不同的发作时间，不同的发作时间提示不同的病因。

（1）早不痛晚痛：晚间加重，不能入睡，此多为脊柱退行性改变。其中腰椎间盘突出症是最常见的一种。由于白天工作时人们大多直立身体，而身体的重量可将椎间盘压扁，若往后侧突出，便会挤压紧邻的神经根，引起腰痛合并下肢的后外侧酸、麻、痛。腰部位于躯干的下部，承受的重量自然最多，加上腰部是整个躯干活动最频繁的地方，一天工作的时间越久，腰椎间盘就越突出，因此腰痛就越加剧。经过一晚上的休息，椎间盘又稍稍复位，压迫神经之压力减轻，腰痛就获得缓解，所以腰椎间盘突出的患者，往往早上腰痛减轻，甚至完全不痛，但是工作到中午过后即开始腰痛发作，越到傍晚就越痛。另外，晨间轻、午后重，多为腰肌韧带劳损。

（2）晚不痛早痛：组织发炎而造成的疼痛，如强直性脊柱炎、结核或骨髓炎、纤维组织炎、筋膜炎、血管炎等，一早醒来时最痛，经过活动后，疼痛的症状反而减轻或消失。因为一个晚上没活动,新陈代谢所产生的废料堆积在局部组织,刺激疼痛神经而引起腰背酸痛,经过活动后血液循环增加,将这些废料带走,因而疼痛减轻。更年期妇女由于自主神经功能紊乱,也可能引起腰痛。

(3) 早晚不痛半夜痛:如果半夜突然从梦中痛醒,这样的腰痛可能在提示肿瘤。肿瘤可能是原发性的也可能是转移性的,良性骨肿瘤通常不引起疼痛。骨癌引起的疼痛是所有癌痛当中最剧烈的。它的特点是静止痛,越是安静越是疼痛。活动开了,疼痛反而减轻。据推测是因为活动导致肿瘤因子消散,不再压迫神经的缘故。如果在疼痛处轻轻敲击的话,疼痛会加剧,这与腰肌劳损、腰椎间盘突出等经过按摩敲击感觉会更舒服的症状正好相反。

(4) 不分早晚日夜痛:泌尿系统感染、肾脏病变、妇科炎症、盆腔肿瘤等都会引起腰痛,而胃、十二指肠溃疡有时也会引起腰部的放射性疼痛。这些腰痛不会随着活动的增加而加剧,也不会随着休息的增加而消失,没有时段之分,这些腰痛只有解决了器官本身的疾病,才会痊愈。

4. 腰痛与气候

每逢阴天寒冷腰痛发作,犹如晴雨表,应考虑为风湿性关节炎、强直性脊柱炎、慢性劳损等。由于在寒冷地区长时间停留,或在寒冷地面、风口处睡觉,导致肌肉收缩,使血管收缩、缺血、瘀血、水肿等血液循环方面的改变而造成腰痛。另外,为了御寒,衣服穿得较多,行动不灵活,若进行腰部急剧运动,就容易造成腰部损伤。

5. 腰痛与活动

腰痛不能久坐久行,卧床休息即可减轻或消失,这类情况多为腰肌劳损、腰椎间盘突出症;站立不能伸,弯腰较久后不能伸直,多为脊柱退行性病变、腰肌劳损、骨质软化症;卧床后腰痛减轻,站立后加重,尤其不能背伸,时间越久,腰痛越重,应考虑为椎管内肿瘤、腰椎间盘突出症;不能久行,需要走走坐坐,卧床休息腰痛减轻或消失,多为腰椎椎管狭窄症、腰椎滑脱症;腰痛不阻碍腰部活动,多考虑反射性腰痛,多半由内脏、妇科疾患引起。

6. 腰痛与畸形

腰椎侧弯的青少年多为腰椎间盘突出症、急性腰扭伤;胸腰背圆形驼背的老年人应考虑骨质疏松症、腰椎退行性变;胸腰背成角畸形的青少年多考虑脊柱肿瘤;长期跛行可能是姿势性所致的慢性腰肌劳损。

7. 腰痛与不良生活习惯

(1) 频繁性生活:中医认为"腰为肾之府",房事过频必然有损于肾,导致肾亏腰痛。

(2) 长期吸烟:吸烟不是导致腰痛的直接原因,但吸烟引起慢性支气管炎,咳嗽时引起椎间盘内及椎管内压力增高。同时,吸烟可减低椎体血容量,从而影响椎间盘的营养,使椎间盘容易发生退变,长此以往使人产生腰痛。

➡ 腰痛就是肾虚吗?

肾虚致腰痛是中医古籍中较早提出的论点,并被后人沿袭继承至今。《素问·上古天真论》中详细阐述了肾在人一生中的代谢变化,是为先天之本。《素问·脉要精微论》指出,"腰者,肾之府,转摇不能,肾将惫矣。肾脉搏坚而长,其色黄而赤者,当病折腰",明确指出肾虚是腰痛的病因之一。《素问·六元正纪大论》云："房室劳伤,肾虚腰痛者,是阳气虚弱不能运动故也。"阐述了肾虚腰痛的发病机制。在《黄帝内经》论述肾虚可致腰痛后,后世医家大都将其认作是腰痛的主因,但并不是唯一的原因。

肾气虚时可以引起腰部不适等诸多症状,而人们传统的思想认为房劳过度最容易引起肾气虚弱。其实,70%～80%的人一生中都会有腰痛病史,而大部分是找不出原因的。腰痛的病因有腰部肌肉、韧带、椎骨、椎间盘、关节突关节、神经根、腹部、盆腔脏器等,其中以非特异性居多,因此多达85%的患者无法得到最终的明确诊断。房事过度引起的腰痛其实是腰部劳损的一种表现,并不是肾虚所致。

为什么寒气、湿气容易导致腰痛?

外邪入侵能致腰痛也是中医普遍的认识,《黄帝内经》中也早有提及。《素问·热论篇》曰："伤寒一日,巨阳受之,故头颈痛,腰脊强。"《素问·刺疟篇》曰："足太阳之疟,令人腰痛头重……足厥阴之疟,令人腰痛……肾疟者,令人洒洒然,腰脊痛。"《素问·六元正纪大论》云："夫邪者,是风热湿燥寒皆能为病,大抵寒湿多而风热少。"可以看出在《黄帝内经》中已大量记载外邪入侵可致腰痛的病因及机制,并且外邪入侵与六经有关,为后世医家认识外邪致腰痛奠定了基础。《诸病源候论》曰："二曰风痹,风寒著腰是以痛……五曰寝卧湿地,是以痛。"又曰："肾经虚损,风冷乘之,故腰痛也。"认为外邪主要以风寒湿为主,但以肾虚为本。宋代《三因极一病证方论》云："夫腰痛,虽属肾虚,亦涉三因所致,在

外则脏腑经络受邪,在内则忧思恐怒,以至房劳坠堕,皆能致
之。"并概括出经络受邪的主要种类,"大抵太阳少阴多中寒,少
阳厥阴多中风热,太阳阳明多燥湿"。因此,历代医家普遍认为
六气入侵人体所致腰痛多为风寒湿热之邪,而寒多热少,可单独
发病,亦可相合而发病。

✚⇨ 活血为什么能治疗腰痛?

外伤和瘀血常一并提出,瘀血是外伤的病理产物,但瘀血并不
一定都是外伤所引起,长期劳损等也可致腰部血脉不畅而腰痛。
《黄帝内经》关于外伤和瘀血的论述只在《素问·刺腰痛论》中提
及:"衡络之脉令人腰痛,不可以俯仰,仰则恐仆,得之举重伤腰,衡
络绝,恶血归之。"虽然将二者作为腰痛致病原因,提出晚于肾虚论
和外邪论,但同样具有普遍性,被广大医家所接受和继承。《医学
六要》又曰:"腰痛有湿热,有湿痰流注,有闪肭。有瘀血,有肾虚,
有气滞,有寒,有风。"总之,瘀血气滞是腰痛的主要原因之一,并且
瘀血常继发于外伤之后,不可绝对分开。

✚⇨ 腰痛跟情绪有关吗?

腰痛的发生与情志有关,《灵枢·本神》曰:"肾盛怒而不止,则
伤志,志伤则喜忘其前言,腰脊不可以俯仰屈伸。"《素问·脏气法
时论》云:"心病者,虚则胁下与腰相引而痛。"这是情志致腰痛的最
早记载。《三因极一病证方论》曰:"失志伤肾,郁怒伤肝,忧思伤
脾,皆致腰痛。"明确指出内伤情志之腰痛与肝脾肾有关,治疗"从

内所因调理施治"。《景岳全书》云,"郁怒而痛者,气之滞者。忧愁思虑而痛者,气之虚也",认为伤肝腰痛为气滞,伤脾腰痛为气虚,当辨其所因而治之。

╬╪ 哪些疾病属于腰部损伤?

腰部损伤较为多见,约占腰部疾病的 50% 以上,包括脊柱软组织及骨关节损伤。常见的腰部急性损伤有急性腰扭伤、脊柱骨折脱位、急性椎间盘脱出、小关节滑膜嵌顿、脊旁软组织损伤等;慢性损伤有慢性腰部劳损、椎弓峡部裂及滑脱、椎间盘突出症、棘上或棘间韧带损伤、肌筋膜慢性劳损(肌筋膜痛综合征、肌纤维组织炎)、骶髂关节劳损等。

╬╪ 哪些疾病属于腰椎退行性病变?

腰椎退行性病变包括腰椎退行性骨关节病和腰椎椎管狭窄症,前者包括腰椎间盘突出症、腰椎退行性滑脱、腰椎小关节紊乱、增生性脊柱炎;后者则可按部位分为中央椎管狭窄症、侧隐窝狭窄症,或按病因分为先天发育性椎管狭窄和后天性椎管狭窄,其中后天形成的退行性腰椎管狭窄症,是老年人腰腿痛最常见的原因。

╬╪ 发生在腰部的常见炎症有哪些?

发生在腰部的常见炎症包括:化脓性脊柱炎、硬膜外脓肿、蛛网膜炎等化脓性炎症，强直性脊柱炎、类风湿性脊柱炎、肌纤维组织炎等非化脓性炎症，以及脊柱结核等特异性感染。

✚⇨ 代谢、发育异常及姿势不当也会引起腰痛吗？

老年性骨质疏松症就是临床最为常见的内分泌代谢紊乱性骨关节病，而脊柱裂、移行椎、腰椎间关节不对称、峡部裂等则是由骨发育异常所导致。姿势异常则可引起姿势性劳损、脊柱侧弯、青年性驼背、腰椎前凸和后凸等，在青少年中较为多见。

✚⇨ 腰痛一定是腰椎和腰部肌肉的问题吗？

临床上很多疾病可以引起腰痛，其中除了腰椎和腰部肌肉的问题以外，还有一类被称为非脊柱性腰痛，跟神经系统、内脏疾病、代谢异常、心理问题等有一定关系。其中，以腹部脏器的疼痛牵涉引起腰痛在临床上最为常见，如肾盂肾炎、肾结石、肾结核、肾下垂、前列腺炎等泌尿系疾病，女性盆腔炎、附件炎、子宫后倾、子宫肿瘤等女性生殖器官疾病，胃及十二指肠溃疡、胰腺癌、肝癌等腹膜后器官疾病以及盆腔肿瘤，均可出现腰痛的症状。

另外，还有神经系统引起的腰痛，常见的有脊髓、神经根、神经干的炎症或肿瘤。代谢引起的腰痛包括库欣综合征、甲状腺功能亢进、蛋白代谢障碍等。精神紧张症、过度疲劳综合征、癔病、抑郁症等也可以引起腰痛。

✚⇨ 什么是非特异性下腰痛？

　　非特异性下腰痛是原发于腰部、不伴有神经根受累或腰部器质性病变的慢性腰痛，其临床特点为患者疼痛和功能障碍明显。非特异性下腰痛的现代临床诊断属于腰肌劳损、腰肌筋膜炎、急性腰扭伤、腰三横突综合征、梨状肌综合征、骶髂关节炎、棘上棘间韧带损伤等范畴。非特异性下腰痛的发病部位主要指肋弓以下至臀横纹以上，可伴有或不伴有下肢疼痛。非特异性下腰痛是一种症状，而不是某一种疾病的诊断名称。非特异性下腰痛是临床中十分常见的疾病，据文献报道，70％～85％的成人一生中有下腰痛的经历，对工作和个人生活质量造成了严重影响。

✚⇨ 什么是急性腰扭伤？

　　急性腰扭伤俗称闪腰，主要原因为肢体超限度负重，姿势不正确，动作不协调，突然失足，猛烈提物，活动时没有准备，活动范围过大等。其临床表现主要有外伤后一侧或两侧腰背部持续性疼痛，休息后不能缓解；腰肌和臀肌痉挛；腰部僵硬，不能翻身；骶棘肌或臀大肌紧张，脊柱侧弯；损伤部位有压痛点等。急性腰扭伤的病因虽然多，但中医认为其实质均为不通则痛。《金匮翼》中描述急性腰扭伤："瘀血腰痛者，闪挫及强力举重得之……若一有损伤，则血脉凝涩，经络壅滞，令人卒痛不能转侧……"

✚⇨ 急性腰扭伤可进行哪些运动疗法？

　　未影响腰椎活动的轻度急性腰扭伤,可以采取抱膝滚腰法进行运动康复(图 4 - 2):在床上仰卧屈膝,然后两手抱膝,使两膝紧贴在自己胸腹部,头部则尽量向双膝靠拢,使脊柱弯曲成半月形,利用自身力量,使呈半月形脊柱在床上做前后滚动,开始时因腰肌僵硬,弯屈困难,滚动时疼痛较甚,故开始动作宜轻,摆动幅度要小,以患者能够忍受为度,这样滚动 1～2 分钟后,腰肌痉挛缓解,肌肉松弛,疼痛减轻,这时可加大滚动幅度,4～5 分钟后,各种症状可慢慢消除。

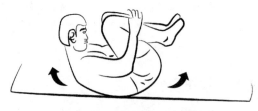

图 4 - 2　抱膝滚腰法示意图

✚⇨ 急性腰扭伤紧急处理的方法有哪些？

　　1. 湿敷法

　　发生急性腰扭伤后,先在 24 小时内用冷毛巾做腰部湿敷,使破裂的小血管收缩而止血。损伤 24 小时内,腰部禁忌热敷,以免局部出血加重。损伤 24 小时后,患部可改用热毛巾湿敷,促进血肿吸收,每天 1 次,每次 10 分钟,注意水温,以防烫伤。然后再采取其他治疗方法。

2. 点按太冲穴法

患者取坐位,用拇指或中指用力点按一侧太冲穴(位于足背部第1、2跖骨结合部之前的凹陷处)3～5分钟,再点按另一侧(图4-3)。点按时或点按后,患者可前后、左右转动腰部,直至疼痛减轻或不痛为止。

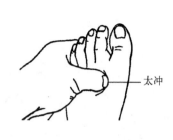

图4-3 太冲穴示意图 　　　图4-4 闪腰穴

3. 点按闪腰穴法

承山穴与昆仑穴连线上1/3与中1/3交点附近有一压痛点,即为闪腰穴。患者取坐位,找出双侧闪腰穴后,用双手拇指猛然点按双侧穴位,压放3～5次后,再平揉1～3分钟,以患者能够忍受且微有出汗为度。接着轻柔、和缓地按摩腰部数分钟后结束治疗。一般点按后患者多有明显好转,每日或隔日1次,1～5次治疗后,腰痛症状一般就会消失。

➡ 如何预防急性腰扭伤的发生?

(1) 改善劳动条件,以机械代替繁重的体力劳动,劳动时注意力要集中,减少意外发生,特别是集体扛抬重物时,应在统一指挥下,齐心协力,步调一致。

(2) 搬运重物时注意姿势要正确,避免弯腰时用力,如扛抬重物时要尽量让胸腰部挺直,髋膝部屈曲,起身时以下肢用力为主站稳后再迈步。搬提重物时应取半蹲位,使物体尽量贴近身体(图4-5)。

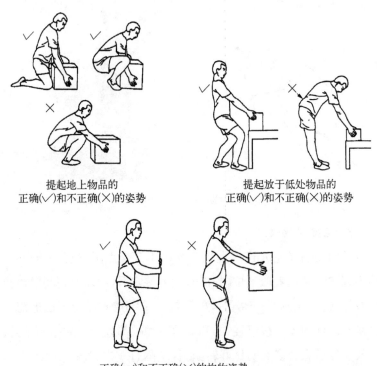

提起地上物品的
正确(√)和不正确(×)的姿势

提起放于低处物品的
正确(√)和不正确(×)的姿势

正确(√)和不正确(×)的抱物姿势

图4-5 搬提重物示意图

(3) 加强保护措施。在做重体力劳动时,可以使用护腰带,将腰部束紧,以协助稳定腰部脊柱,增强腹压,增加肌肉工作效能。若在寒冷潮湿环境中工作后,应洗热水澡以祛除寒湿,消除疲劳,尽量避免弯腰性强迫姿势工作时间过长。

（4）常锻炼腰背肌肉,如平卧挺腰或倒走,可增强机体对外伤的承受力。

（5）做好充分准备活动。

（6）合理地安排锻炼时间和强度。

什么是腰肌劳损?

腰肌劳损又称"功能性腰痛"或"腰背肌筋膜炎"。其主要是指腰骶部肌肉、筋膜等软组织慢性损伤。腰肌劳损在慢性腰痛中占的比例最大,多由急性腰扭伤后失治、误治,反复多次损伤或由于劳动中长期维持某种不平衡体位,或由于习惯性姿势不良等引起。

其临床主要表现以腰痛为主,检查脊柱外形一般正常,仰俯活动多无障碍,腰肌或筋膜劳损时,骶棘肌外、髂骨嵴后部或骶骨后面腰背肌上点处有压痛,棘上或棘间韧带劳损时,压痛点多在棘突上或棘突间。若早期治疗处理不当,会严重影响工作和学习,并可能造成严重的后遗症。

哪些按摩方法可以缓解腰肌劳损?

1. 手腕滚动法

患者俯卧床上,用自己的手腕关节施以适中的力量,在腰部两侧从上到下,或从里到外地按摩。

2. 扣压法

双手扣在一起,用手腕施力,在腰肌部位挤压,可从上到下,及里到外,能使腰肌深度放松;也可采用掌推法,隔着毛巾用手掌在患处推压按摩即可。

3. 点按法

肾俞穴(图4-6)(位于腰部,第2腰椎棘突下,左右旁开1.5寸)、大肠俞穴(位于腰部,第4腰椎棘突下旁开1.5寸)、腰眼穴(第4腰椎棘突下旁开3.5寸凹陷处)是常用的保健穴位(图4-7),双手握拳,用食指的掌指关节分别自上而下按揉30次,或用拇指点按挤压。

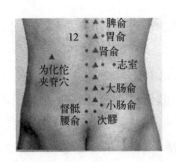

图4-6 肾俞穴、大肠俞穴

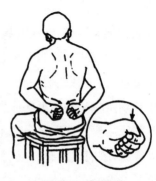

图4-7 揉腰眼

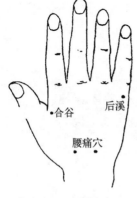

图4-8 腰痛穴

4. 手部穴位按摩

每只手的手背有两个腰痛穴,位置在腕横纹前方1.5寸处。一个腰痛穴位于第2、3掌骨的根部,第2伸指肌腱桡侧;另一个腰痛穴位于第4、5掌骨的根部,第4伸指肌腱尺侧(图4-8)。具体操作时,先用右手拇指指端按在左手的腰痛点上,中指、食指抵在手心处,不断地在两个腰痛穴用力按揉;然后再换手,用左手拇指指端按在右手的腰痛穴上,做同样的按揉。由于单用指端按摩比较费力,易于疲劳,可不断变换左右手对腰痛穴按揉,双手按摩每次共用时间 10～20 分钟即可。在按摩过程中,发现阳性反应较重的腰痛穴,应作为重点施术,增加次数,加大力度(以疼痛能忍受为限),每天坚持 2 次按摩,每次完毕可做弯腰和转腰动作数下,3～5 天后,腰痛即可获得缓解。

5. 反射区按摩

手反射区可选:肾上腺区、肾区、输尿管区、膀胱区、肺区、腹腔神经丛区、腰椎区、骶骨区、肝区、各个淋巴结区(图4-9)。

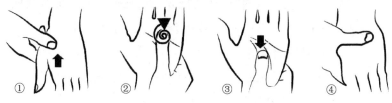

图 4-9　手部按摩示意图

足反射区可选:肾区、肾上腺区、输尿管区、膀胱区、腰椎区、尾椎区、坐骨神经等反射区。

按摩手法以中、重为主,视患者耐受力而定,按摩结束后嘱其喝温水一杯(图4-10)。

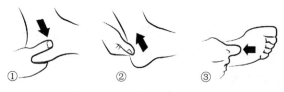

图 4-10　足部按摩示意图

╋→ 腰肌劳损患者吃什么比较好?

腰肌劳损的食疗原则是常吃具有壮腰补肾、活血通络的食品,如核桃、栗子、里脊肉、虾、动物肾、韭菜、山楂、丝瓜、枸杞等,可以将以上食材做成粥、汤、药酒等形式进行服用。

1. 枸杞羊肾粥

鲜枸杞叶 500 克,洗净,切碎;羊肾 2 只,洗净,去筋膜、臊腺,切碎。两者加大米 250 克,加水适量,用小火煨烂成粥,加调味品食用。每日 1 次,连服 7～10 日。

2. 鹌鹑枸杞杜仲汤

鹌鹑 1 只,去毛及内脏,加枸杞 30 克、杜仲 15 克,加水共煎,去药渣,食肉饮汤。每日 1 次,连服 5～7 天,间断服用。

3. 续断杜仲猪尾汤

猪尾两条,去毛洗净,加续断、杜仲各 25 克,置砂锅内煮熟,加盐少许,去药渣,食猪尾饮汤。连服 5～7 日。

4. 黄鳝杜仲猪肾汤

黄鳝 250 克,猪肾 1 只,杜仲 15 克,共炖熟,食肉喝汤。连服 3 日。

5. 猪肾黑豆汤

猪肾 2 只(亦可用羊肾),黑豆 100 克,陈皮 5 克,小茴香 5 克,生姜 2 片,共煮熟,加调味品食用。隔日 1 次,连服 5～7 次。

6. 核桃红黄饮

核桃 60 克,切细,加水适量,煮熟,再加入红糖 30 克、黄酒 60 毫升,稍加热后趁热饮服。每日 1 次,连服 5～7 日。

7. 核桃炒韭菜

核桃仁 30 克,韭菜 120 克,先用芝麻油将核桃仁炒黄,放入适量细盐,后入韭菜,炒熟后食用。每日 1 次,连服 3～5 日。

8. 韭菜炒虾米

韭菜 100 克,虾米 30～60 克,加油、盐、生姜等调味品炒熟,与黄酒同饮服。经常食用。

9. 泥鳅汤

泥鳅 100～150 克,鲜虾 50 克或虾米 15 克,共炖汤,经常食用。

10. 生地黄乌鸡

生地黄 250 克,饴糖 250 克,乌鸡 1 只。乌鸡去毛洗净,去内脏,将地黄、饴糖和匀后纳入鸡腹煮熟食之。不用盐、醋,只吃鸡肉,不饮汤。隔日 1 次,连服 5～7 次。

11. 药酒

取大胡桃敲开核壳,剔净胡桃肉,取其中分隔胡桃肉之木质隔膜即为"分心木",用分心木 10～20 克,浸入白酒 500 毫升,摇匀加盖浸泡半个月后,去渣饮浸出液,一日 2 次,每次 10～15 毫升。一般服用 1～2 剂后,对慢性腰肌劳损、腰痛有较好效果。

哪些运动可以促进腰肌劳损的康复?

(1) 仰卧位收拢双腿,大腿轻轻贴于地面,放松臀部和大腿,用手掌撑地,轻轻抬上身,当上身抬到双眼可平视前方的位置时,保持这个姿势 1～2 秒钟,然后再回到初始姿势,反复3～5 次。

(2) 屈膝下跪,慢慢呼气的同时手伸向前,弯上身(不要抬头),完全呼气后,停 4～5 秒钟,然后最大限度往前伸直上肢,坐正回复初始动作。可反复进行。

（3）侧卧位，臀中肌外展，上侧下肢作外展、内收活动，10～15 次后休息一会儿，再进行另一侧活动，适应后逐渐增加活动的次数。

（4）按摩九式

【第一式】预备式

坐在独凳上，双目平视前方后微微闭合，双脚平放在地板上与肩同宽或比肩略宽，呼吸调匀，全身放松。

【第二式】搓擦腰骶部

双手掌分别放在腰部两侧，适当用力从腰部往骶部做搓擦动作 30～50 次，以腰部有微热感为佳。

【第三式】拳揉腰骶两侧

双手握拳，将拳头的掌指关节分别放在腰椎两侧，适当用力从腰部往骶部揉按 30～50 次。

【第四式】按摩腰部

双手叉腰，将拇指分别放在腰椎两侧，其余 4 指附着于腰部外侧，然后适当用力从腰部向腹部横行按摩 30～50 次。

【第五式】拳拍腰骶部

双手握拳，用拳头拍击腰骶部两侧 30～50 次。

【第六式】团摩脐四周

用一手掌心重叠在另一手的手背上，将另一手的掌心放在肚脐上 2 寸处，然后适当用力沿脐四周做环形按摩 30～50 圈。

【第七式】揉掐腿肚

将左（右）脚放在右（左）大腿上，双手拇指放于腿肚，其余

4 指附着于对侧,并从上至下揉捏腿肚 30～50 次,双腿交替进行。

【第八式】对按昆仑穴与太溪穴

同上一坐势,用左(右)手的拇指指尖放在右(左)腿内踝关节后侧的凹陷处(太溪穴),中指指尖放于外踝关节后侧凹陷处(昆仑穴),然后拇中指用力做对合动作,对按 30～50 次,双腿交替进行。

【第九式】搓擦足心

同上一坐势,用左(右)手的掌心放在右(左)脚的足心,做前后搓擦动作 30～50 次,双脚交替进行,以足心发热为佳。

以上九式,坚持早、晚各做 1 次,可以起到补益肝肾、疏利筋骨、通络止痛的作用,还能增强机体免疫功能,对慢性腰肌劳损有良好的防治效果。

预防腰肌劳损,平时需要注意些什么?

(1) 经常进行改变体位的交叉训练,使不同的肌群有轮换休息的机会,以缓解疲劳和预防劳损。

(2) 在全面训练的基础上加强腰、腹肌训练。腰、腹肌力量提高,有助于提高胸、腹内压,保护脊柱,预防腰肌劳损。

(3) 积极治疗腰部扭伤,腰部扭伤后应从事积极治疗和必要的短期休息。

(4) 参加腰部用力较多、负担较重、活动幅度大的体育运动以及伤后训练时,应佩戴护腰或宽腰带,加强保护措施。

(5) 经常保持良好姿势,避免长期固定于一种体位。正确的坐姿应是：上腰部与椅子靠背板相贴。臀部尽量后移并保持固有的腰椎前凸及腰骶角，椅子宜尽量拉向桌缘，防止弯腰，两足平放着地可以自由伸屈，膝关节屈曲约 100°（图 4 - 11）。

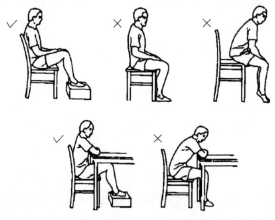

图 4 - 11　正确和不正确的坐姿示意图

　　(6) 摩肾堂，又称"搓腰眼""摩肾俞"。两手掌或拳背紧贴在背后脊柱两侧，由两手尽可能摸到的最高位置处开始，然后向下摩擦，经肾俞穴（在腰部，第 2 腰椎棘突下，旁开 1.5 寸，即两指宽处）

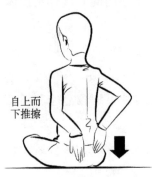

自上而下推擦

直至尾闾骨，反复摩擦，至有热感为止。这一方法能聪耳明目、防止腰背酸痛，对腰肌劳损有很好的疗效。每天坚持练习，还能起到固肾益精和延年益寿的作用（图 4 - 12）。

　　注意事项：本功法不适合高血压患者练习，也不宜于饭后立即练习，至少应在饭后半小时后进行。

图 4 - 12　搓腰眼示意图

什么是肌筋膜炎中的肌筋膜?

筋膜一词概念相对较广,是指广泛存在的结缔组织结构,虽然结构多变,但其胶原纤维一般交织排列,而很少像肌腱和腱膜那样平行地致密排列,它是肌肉和其他组织表面的一层结构,位于浅筋膜深面的深筋膜,即固有筋膜,多附着于骨突处,其深面较厚,层面较薄,于骨突之间的增厚部分形成假韧带。肌肉表面的筋膜是肌筋膜,为一层薄薄的,近似半透明的致密状物质,它包裹着骨骼肌组织,使之成为一个整体。同时,肌筋膜也包绕着肌纤维和肌肉等,继而延续形成肌腱和韧带,肌筋膜在肌束间穿行,与骨广泛连接。

为什么会产生肌筋膜炎?

肌筋膜长时间处于牵张状态是导致肌筋膜炎的主要原因;疲劳、创伤、低营养、虚弱、低温度、高湿度属于诱因。无菌性炎性改变是基本病理改变,血供下降、神经损伤属于继发性改变。

从中医学角度来看,其病损的功能结构为:脉络、经筋和肌肉。内因系肝肾亏虚、气血虚弱、外伤或劳损后正气未复;外因多为感受风、寒、湿邪及外伤。风性开泄,寒性收引,湿性黏滞,致气血运行不畅,凝滞不通,不通则痛;脉络受阻,久则筋肌失荣。其可致腰背痛、胀、麻、木、酸,肌筋萎缩,畏寒冷等。

什么是腰椎第三横突综合征?

腰椎第三横突综合征简称腰三横突综合征,又称腰三横突周围炎或腰三横突滑囊炎,是以腰三横突位置明显压痛为主要表现的病症。本病是骨伤科常见疾病,发病率较高,多见于青壮年,男性多于女性,体力劳动、久坐或久站工作者多见。腰三横突综合征属中医"筋伤"范畴,多由于局部劳损,气虚血瘀,或感受风寒湿邪,筋脉受损,气血瘀滞,肌筋粘连挛缩,不通则痛。治疗方法应以舒筋通络、活血散瘀、祛风散寒为主,以达到炎症消退、横突周围粘连松解、肌肉痉挛缓解、肌腱挛缩改善、脊柱的原解剖位置得以恢复的目的,进而解除神经的受压迫状态。

什么是梨状肌综合征?

梨状肌综合征是由于梨状肌充血、水肿、痉挛、肥厚的刺激或压迫坐骨神经以及解剖变异,引起以一侧、双侧臀部酸胀、疼痛,伴大腿后侧或小腿后外侧放射性疼痛,甚至活动受限等为主的临床综合征。

梨状肌综合征的典型症状为患侧臀部疼痛,常为慢性,也可急性发作,久坐或久站后症状加重,活动后可部分缓解;疼痛或感觉异常常沿臀部向股外侧、股后侧放射,伴有患肢麻木、乏力、跛行等;部分患者可代偿性地出现头、颈、胸、腹、腹股沟、腰骶等部位的疼痛。

为什么会患梨状肌综合征?

引起梨状肌综合征的主要原因为梨状肌分裂、坐骨神经分裂或异常的坐骨神经的路径。其他原因包括:重伤、微创、大量缺血和局部的缺血。最常见的梨状肌综合征表现为臀部损伤,导致软组织炎症、肌肉痉挛或两者均有,由神经卡压引起。微创可能是由于梨状肌过度应用引起的,如长途步行、跑步或通过直接压迫。

患梨状肌综合征该如何治疗?

梨状肌综合征属于传统医学中的血瘀症。《血症论》指出:"疼痛,皆是瘀血凝滞。"血瘀性疼痛的特点是"疼不移处",有固定痛点,痛而拒按、痛而肿硬,治疗上主要采用活血、破血、化瘀止痛的原则。

中药熏洗与外敷对梨状肌综合征有什么作用?

中药熏洗与外敷臀部梨状肌体表处,局部可选用伤湿止痛膏等:① 局部熏洗,可使药物通过皮肤渗透,直接吸收;② 热敷可温通经脉,使气血运行通畅,"通则不痛",能迅速有效地改善局部血液循环,加速新陈代谢,消除梨状肌痉挛、炎症、水肿,减轻其对坐骨神经的压迫刺激,从而达到缓解症状、治愈疾病的目的。

中药可选用路路通、伸筋草、刘寄奴、透骨草、细辛、桑枝、桂枝、威灵仙、五茄皮、独活、木瓜、海桐皮、红花、川牛膝各 30 克,疼痛较严重的加草乌、三棱、莪术各 30 克,诸药混匀,加清水 1 500 毫升,浸泡半小时后文火煎沸,加陈醋 130 毫升,熏洗患处,每日 1 次,每次 30 分钟。以局部皮肤发热、微红为度,7 次为 1 个疗程。

中药也可选用独活、防风、蔓荆子、白芷、透骨草、刘寄奴、乳香、没药、甘草、大青盐、川芎、红花各 60 克,牛膝 40 克,秦艽 50 克,草乌 20 克。上药研为粗粉后用米醋打湿拌匀,装入布袋内,扎口,上笼蒸 40 分钟,取出药袋放在腰部热敷,药袋下放两层毛巾,以防烫伤皮肤,1 剂连用 4 日,1 日热敷 2 次,20 日为 1 个疗程。

✥⇨ 梨状肌综合征什么情况下需要进行手术治疗?

大多数梨状肌综合征经封闭等保守治疗可缓解疼痛,但对于保守治疗效果差者,应尽早手术,在梨状肌止点部位切断腱性部分,并进行坐骨神经的松解探查。手术治疗可从根本上去除坐骨神经在梨状肌部位的嵌压。

✥⇨ 什么是腰椎小关节紊乱症?

腰椎小关节紊乱症又称"腰椎后关节滑膜嵌顿""腰椎后关节微移位",是脊柱小关节紊乱的常见疾病之一,中医将脊柱小关节紊乱症称为"腰椎小关节错缝""弹背""闪腰"等。腰椎小关节紊乱症常可引起急性腰痛等症状,患者不适症状较重,影响生活质量。

该病的临床表现以一侧腰痛为主,呈持续性酸痛,有时为急性剧烈疼痛,伴有咔嚓的响声,全身紧张,不敢触碰,俗称"闪腰"或"岔气",疼痛多为局限性,位于腰椎一侧棘突旁关节突部位,无神经放射痛。腰部呈僵直状,屈伸及侧弯等活动均受限,拾物试验(＋),压痛点较局限,直腿抬高试验(±),背伸压强试验(一),骶棘肌呈痉挛性紧张。腰椎 X 线片检查:腰椎弧度因肌肉紧张有侧弯改变,双侧小关节突不对称,左右部位可见关节突镶嵌于峡部,余正常。

✚➔ 为什么会患腰椎小关节紊乱症?

本病主要机制为腰椎间盘发生退行性变时,其水分、蛋白质及多糖大量丢失,椎间隙狭窄,相邻关节突相互靠近,关节摩擦力增加,关节面磨损严重;另外,大的椎间盘承受重量的能力下降,身体部分重量由小关节承担,因此随着病情不断加重,小关节受损情况会越来越严重,患者自觉疼痛症状逐渐加重,生活质量严重受损。从中医学角度出发,本病的基本机制是气血不足、肝肾亏损、外邪入侵或外伤、劳累等。

✚➔ 患腰椎小关节紊乱症如何治疗?

治疗腰椎小关节紊乱症的方法很多,如药物、推拿、针灸、牵引、注射、耳穴按压、理疗、腰围固定和 C 臂机介导下靶位去神经支配法等,其中推拿是治疗该疾病的主要方法之一,其根本目的就是纠正已改变的腰椎小关节的解剖位置,使之恢复正常。通过手法施力于局部,既可整复骨关节错缝移位,又可活血消肿,舒筋解痉止痛。目前常用的手法包括挟脊振筋法、点穴舒筋法、腰椎斜扳法、分合按提法、定点旋推复位法、自身牵引法等。

✚➔ 什么是椎间盘源性下腰痛?

椎间盘源性下腰痛是指腰椎间盘内部各种病变刺激椎间盘内的疼痛感受器产生的腰痛,以不伴有根性症状、无神经受压和节段过度活动为临床特点。引起腰痛的原因众多,其中由椎间盘本身病变所致腰痛即椎间盘源性下腰痛约占 39%,高于椎间盘突出所致的腰痛占 30%,非特异性腰痛中也有 73% 的患者为椎间盘源性下腰痛。

椎间盘源性下腰痛发病年龄约为 40 岁,表现为酸胀痛,重者剧痛;主要疼痛部位为第 1 腰椎至第 1 骶椎棘突间、髂后、腹股沟、股前、股后等处;无明显腰部触痛,有或无腰肌痉挛,但腰部活动均受限;直腿抬高试验出现腰痛或腰痛重于腿痛,一般无神经损害体征;有时腹部触诊可诱发腰痛;活动后尤其是脊柱纵向负荷加大时疼痛加重;不能久坐、站,坐位疼痛重于站位,咳嗽、打喷嚏疼痛加重,平卧后疼痛不能立即缓解。持续性腰痛(数月以上)是一重要临床表现,有时主诉臀部和下肢疼痛、有沉重感或抽筋,但疼痛区域缺乏神经分布特点。

什么是腰椎间盘突出症?

腰椎间盘突出症又称腰椎间盘纤维环破裂髓核突出症,是在腰椎间盘发生退行性变之后,在外力的作用下,使纤维环破裂,髓核突出刺激或压迫神经根、血管或脊髓等组织而引起腰痛及坐骨神经放射性疼痛。椎间盘是由髓核、纤维环、软骨板三部分组成。引发腰椎间盘突出症的主要原因是腰椎间盘在脊柱的负荷与运动中承受强大的压应力。腰椎间盘突出症与下列因素有关:外伤、职业习惯、腰骶先天异常。腰椎间盘突出症患者约占门诊腰腿痛患者的 15%,好发于 20 岁以上人群,尤以20~45 岁的青壮年多见,且男性多于女性,其中下腰段突出最常见,约占 98%。

✛⇨ 中医学对腰椎间盘突出症有哪些认识？

腰椎间盘突出症属中医学"腰腿痛""痹证"等范畴，如《诸病源候论·腰脚疼痛候》指出："肾气不足，受风邪之所为也，劳伤则肾虚，虚则受于风冷，风冷与正气交争，故腰脚痛。"

腰椎间盘突出症发病的原因包括：外伤；劳损；肾气不足，精气衰微，筋脉失养；风、寒、湿、热之邪流注经络，致使经络阻闭，气滞血瘀，不通则痛。营卫气血内虚是致病的内在条件，风寒湿邪外侵是外在因素，经络气血阻滞则是主要病机。

✛⇨ 如何判断自己是不是得了腰椎间盘突出症？

腰椎间盘突出症的临床表现多种多样，包括所有种类的腰痛症状，下肢放射痛或（及）感觉障碍，病久者常出现肌肉无力和萎缩。

腰痛主要是椎体周围的无菌性炎症刺激了椎体周围神经所致。轻者久坐后才出现症状，重者痛不可忍，卧床不起，稍动就痛，翻身也极为困难。卧床休息后腰痛症状逐渐减轻或消失，但有的患者数日或数周后出现下肢症状，如小腿和足部麻木不适，一侧的下肢疼痛并伴有麻困症状；或一侧下肢先出现症状，不久另一侧再出现症状。上部腰椎间盘突出症多表现为股前侧的股神经痛症状，下部腰椎间盘突出症多表现为股后侧的坐骨神经痛症状。下肢症状常与走、站有关。有的患者久站、远行后才出现症状，有的患者表现为持续性痛麻，走、站后症状加重。

症状重者影响行走活动，甚至下肢瘫痪。下肢的感觉障碍，最早出现的是触觉改变，接着是痛觉的改变。初期敏感，久之感觉迟钝或消失。90％以上的腰椎间盘突出症患者都显示有轻重不等的功能性脊柱侧弯,多数患者固定在一个方向,有特殊的强迫体位表现,如生理前弓消失,腰椎凸向患侧(躯干向健侧弯),痛侧骨盆倾斜(患侧骨盆高,健侧骨盆低)。

腰椎间盘突出症患者压痛点检查对病变定位有一定意义。小腿肚压痛,提示第 1 骶椎病变存在;胫骨前侧间隙压痛,提示第 5 腰椎病变;股四头肌压痛,提示第 4 腰椎神经根受累。髂后上棘和髂嵴的后内缘,骶髂关节上方为第 5 腰椎棘突旁部位,在此处有放射性压痛,提示第 5 腰椎神经根病变存在。

经常腰痛就是患腰椎间盘突出症吗?

其实,腰痛虽然是大多数腰椎间盘突出症患者最先出现的症状,却不是唯一症状。约有 10％的腰椎间盘突出症患者仅表现为腿痛,而没有腰痛;还有患者会感到不同程度的坐骨神经痛,甚至颈部不适、下腹不适等。那些只出现腿疼而没有腰痛症状的患者,较容易被误诊,腿疼只医腿,往往会耽误了正确的治疗。

腰椎间盘突出症的治疗原则是什么?

腰椎间盘突出症的治疗包括手术治疗和保守治疗,只有10％～18％的患者必须手术,80％～90％的患者经保守治疗效果良好。目前治疗该病的方法甚多,其机制也各不相同,但都能起到较好的效果。

急性期患者需卧床休息,平卧时比站立时椎间盘内压力可减少50％～60％。一般需卧床休息3周,起先仰卧完全不动,症状缓解后可逐渐活动,但须避免前屈动作和对腰椎的前屈伤力。

腰椎间盘突出症患者什么情况下需要进行手术治疗?

腰椎间盘突出症进行保守治疗3～6个月无效者,需考虑手术治疗。腰椎间盘突出症的确切手术指征包括:① 椎间盘突出症诊断明确,经系统正规的保守治疗3～6个月无效;② 治疗有效,但疗效不持久,反复发作且症状严重,不能走、站,影响生活质量;③ 马尾神经损伤的膀胱功能障碍以及进行性肌萎缩;④ 有截瘫症状者;⑤ 急性突发性腰椎间盘突出症(常为外伤),疼痛剧烈无法缓解并持续加重;⑥ 合并有其他病理情况如脊柱滑脱、腰椎峡部不连等。

为什么腰椎间盘突出症患者需要卧床休息?

绝对卧床休息及患处制动是保守疗法的基础。平卧后腰椎间盘的内压减低,可减轻对软组织的压迫,肌肉松弛,有利于突出物的还纳及椎间盘的修复,疼痛也能缓解。制动可解除肌肉与椎间各韧带间张力对椎间盘所造成的挤压,可以避免行走或运动时腰骶神经在椎管内反复移动所造成的神经根牵拉。另外,卧床休息可避免较大的弯腰及负重,从而消除了加重病情的隐患。卧床休息要求完全、持续、充足,睡硬板低床,时间不少于3周。离床时需用腰围保护,以减少对椎间盘的压力,半年内不做中等强度及以上的体力劳动。

✤⟩ 推拿能使突出的腰椎间盘复位吗？

推拿主要是起到松解软组织的作用，能够使紧张的肌肉得到松弛，改善血液循环，使症状得到一定的缓解。推拿还可以使髓核和神经根的关系发生变化，这种变化可能使症状得到好转，但是髓核一旦突出是不可能通过推拿复位的，因为椎间隙压力很大。因此，推拿可以缓解一部分症状，但决不意味着可以使突出的椎间盘复位。

✤⟩ 运动是否可以治疗腰椎间盘突出症？

运动疗法主要分为三种：力量训练、耐力训练和活动度训练。运动疗法可以加速血液循环，使流向肌肉的血流量增加，有助于稀释局部致痛物质的浓度，加速代谢物质的排泄，促进局部肿胀消退及神经肌肉功能的恢复。大部分腰椎间盘突出症患者常常存在腰背肌和腹肌力量减弱的问题，从而影响了腰椎的稳定性，反复出现腰痛。因此，相应肌群进行力量的康复训练，可以使失去平衡的脊柱及支持脊柱的组织恢复平衡状态。腰椎间盘突出症的康复训练方法主要包括腰背肌肉锻炼、腹肌锻炼、核心稳定肌群训练。

1. 腰背肌功能锻炼

目前临床上针对腰椎间盘突出症常用的腰背肌功能锻炼方法包括：

（1）麦肯基疗法：其主要动作包括俯卧侧头平躺运动、仰卧位伸展运动、卧式伸展运动、站立伸展运动、平躺弯曲运动、坐式弯曲运动、站式弯曲运动。

（2）直腿抬高锻炼：患者平卧于床上，一侧下肢尽量伸直同时上抬，维持1～3秒钟后再缓慢放下，同法进行另一侧下肢的锻炼（图4-13）。

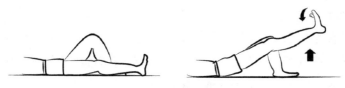

图4-13　直腿抬高锻炼示意图

（3）飞燕式锻炼：俯卧位，双手放于腰后，仰头抬胸离开床面，同时双下肢尽量后伸抬离床面。

（4）拱桥支撑：双手及脚掌支撑，胸腹部向上挺起像一座拱桥。

（5）三点支撑锻炼：仰卧位，双手置于胸前，同时屈膝，用头和双足作为支撑点，尽量将腰部向上抬离床面。

（6）五点支撑锻炼：仰卧的同时双上肢屈肘、双下肢屈膝，用头、双肘、双足五个点作为支撑点，用力把腰部向上抬离床面。

（7）床上蹬车锻炼：仰卧床上，上肢平放身体两侧，双下肢抬起在空中做蹬自行车的动作。

（8）传统功法：如易筋经、八段锦、太极拳、五禽戏等。

（9）腰背肌牵伸：不能下床活动者，可仰卧，屈髋屈膝，双腿尽量靠近胸部，双上肢抱膝，保持5分钟。

2. 腹肌训练

腹肌可把负荷向上转向横膈，向下压向盆底以减轻脊柱的负担，预防腰腿痛。腹肌训练主要是指仰卧起坐运动。仰卧，双手抱枕部（后脑勺），身子挺直，用腹肌力量坐起后再躺下。下肢要始终伸直贴地，不能悬空。如腹肌力量较弱，不能坐起，可将双手向前平伸，完成动作。

病情较重的患者，锻炼腹肌时可平躺，两手自然放于床边或胸前，屈髋屈膝，然后把脚后跟抬离床板并逐渐抬起小腿，使下肢与床面抬离 40°左右，保持 5 秒钟左右，再慢慢还原。每日 3 次，每次 10 组。严重腰痛患者或老弱患者，更简单可行的方法为坐位腹式深呼吸。每日 3 次，每次时间不限。

3. 悬吊运动疗法

悬吊运动疗法是以神经肌肉激活技术为治疗理念，依托 Redcord 训练系统，借助可调节的吊索与绳索，在不稳定状态下通过安全、阶梯式训练来促进人体躯干核心肌肉收缩而使骨骼肌肉疾病得到持久改善，在肌肉骨骼系统康复中广为推广的新型疗法。

悬吊运动包括开链运动和闭链运动。悬吊运动训练根据动作特点可分为静态动作和动态动作。静态动作训练时，伸屈肌群协调用力，身体在一定时间内不发生位移并保持相对稳定状态；动态动作训练时，肌肉交替收缩与放松，身体按要求完成动作。训练开始时依据弱链测试，评估腰椎核心稳定肌群情况，制订合理的训练方法。悬吊运动训练动作繁多，方法多样，操作者可改变悬吊部位、悬吊点高度、悬吊绳角度及运动时间等演绎不同的动作。腰部训练主要包括仰卧、侧卧、俯卧等体位；仰卧位包括单腿悬挂和双腿悬挂训练，主要训练腰部多裂肌、竖脊肌、腘绳肌、臀大肌等肌群；侧卧位训练主要是侧卧髋关节外展，以训练腰部多裂肌、腰方肌、竖脊肌、臀中肌等以侧屈肌群为主；俯卧位训练包括俯卧单腿悬挂和俯卧双腿悬挂，其主要训练腹屈肌群。

4. 普拉提运动疗法

普拉提运动疗法包括腹肌和腰背肌力量锻炼、平衡训练、柔韧训练,其运动处方如下。

(1) 抬膝:患者仰卧,双腿弯曲,脊椎维持自然弯曲弧度,双腿分开与髋部同宽,双手掌交叠枕在脑后,保持腰部后方自然的离地空间。呼气,将右腿慢慢抬离地面,右膝往胸口收近,保持骨盆稳定。大小腿成 90°角,脚面绷直,膝盖不能向内或向外转动。吸气,保持这个动作片刻,呼气还原。双腿交换 1 次为 1 组,共做8~10 组。

(2) 骨盆卷动:患者仰卧,骨盆正中,双腿弯曲,双脚分开平行,双手掌交叠枕在脑后,保持腰部后方自然的离地空间。下巴稍内收,保持后颈部伸展。吸气,腹部用力收缩,骨盆向上卷起,臀、腰、背部陆续离地,感受脊椎的顺序运动,同时双脚下压。呼气放松,慢慢恢复初始姿态。共做 10 组。

(3) 仰卧脊椎旋转:患者仰卧,双腿双脚并拢,屈膝,双臂于体侧伸展与肩平行,掌心向下。保持腰部后方自然的离地空间,吸气。呼气,头向左转,双膝向右侧贴近地面,肩胛骨不要离开地面。保持脊椎正直,双膝、双脚并拢在一起做转体运动,吸气还原。左右各做 1 次为 1 组,共做 4~5 组。

(4) 背部伸展:患者背部挺直坐于地面,双腿向前伸展,双脚微微分开,双臂平举与肩同高,掌心向下,双眼平视前方,吸气。呼气,双臂尽量前伸,下巴尽量触碰锁骨,收缩腹肌,将椎骨逐节向前弯起。保持向前卷的姿态,直到脊椎形成一条"C"形曲线。向前卷体时不要挺直背部,尽量收缩腹部来抵制伸展,向后延伸下背部。吸气,身体不动,呼气,由下而上逐节伸展脊椎,还原。共做

5～8组。

（5）伸展脊椎：患者坐立，双腿伸直微微分开，向内勾脚，脚尖指向天花板。双臂前伸与地面平行，双眼平视前方，边吸气边将臀部夹紧，骨盆底肌上抬。呼气，下巴尽量触碰锁骨，脊椎逐节向前弯曲，收缩腹肌，双臂尽量前伸。腰部前弯，腹部持续上抬，双臂继续前伸，肩膀放松。吸气，身体不动。呼气，由下往上逐节伸展脊椎，保持腹肌收缩，逐渐还原。共做3～5组。

（6）猫伸展式：患者跪位，身体保持正中，双手分开与肩同宽，双膝与髋同宽，双手双腿垂直地面，头、肩、脊椎成一条直线，吸气。呼气，收缩腹肌，头自然下垂，慢慢上弓脊椎，下巴触锁骨，从头部到脊椎尾端成一拱形。向上弓背的时候，保持臀部和腿部的稳定，吸气，慢慢回到初始位置。呼气，背部延伸弯曲，头与骨盆向天花板提高，使脊背呈"U"形抛物线，放松，还原。一吸一呼为1组，共做8～10组。

5. 引身舒脊操

取仰卧位，双手重叠托住后颈枕部，双下肢屈曲，足跟尽可能向臀部靠近，臀部轻微抬起离床，双下肢同时用力将双膝向前下压，足部向上蹬，使身体受牵引力而上弓，牵拉2～3次即可。由于双手将头颈部稳住，因而促使颈、胸、腰发力，使颈、胸、腰椎的椎间受到牵引，拉开各椎间距，使之恢复生理对位。体力不好者也可先做单腿牵引法，左右侧各牵拉2～3次。练习一段时间后，再行双下肢牵引法。此法有助于脊柱两旁肌肉和韧带保持良好的功能状态，对颈椎、腰椎疾病有一定的防治作用，长期坚持还具有强身、抗衰老作用。注意做动作时不可用力过猛，有急性腰部损伤者不宜做。

腰椎间盘突出症的外治法有哪些?

1. 中药外敷

中医学认为:"外治之法即内治之理,外治之药亦即内治之药。"采用传统的中药外敷、膏药外贴等方法,使药通过皮肤渗入到病灶,直达病所,同样可以收到显著的治疗效果。

(1) 取川芎 40 克,赤芍 30 克,桂枝 10 克,艾叶 40 克,红花 10 克,透骨草 20 克,路路通 10 克,乳香 10 克,没药 10 克。将中药用纱布包好,与毛巾一起放入锅中加入 500 毫升水煮沸。将毛巾拧干,敷于患者腰部,用塑料布覆盖,以防热气向外散发和中药污染床单。持续15分钟,每日 1 次,2 周为 1 个疗程。

(2) 取红花夹竹桃干叶 30 克,加水 500 毫升,文火煎煮 30 分钟,去渣取液约 200 毫升,加入 50 毫升陈醋,趁热用纱布或毛巾浸药液(拧至以不滴液为度)后平摊于腰部热敷(即椎间盘突出部位,温度以不烫伤皮肤为准)。敷料温度降低变凉再浸入热药液重敷,如此反复热敷 30 分钟,每日 1 次,15 日为 1 个疗程。

2. 中药熏洗

取透骨草 10 克,伸筋草 10 克,羌活 10 克,独活 10 克,乳香 10 克,没药 10 克,三棱 10 克,莪术 10 克,川牛膝 10 克,威灵仙 10 克,淫羊藿 10 克,木瓜 10 克,制川乌 3 克,桑枝 10 克,桂枝 6 克,艾叶 6 克。采用中药熏蒸器,加入水煎煮后的药物原液 1 升,再加入 3 升水进行稀释,调整药物浓度,插上电源,开始预加热,煮沸后按熏蒸键 2~5 分钟喷气,待喷气稳定后,调整角度对准患处喷射,距患处20~25 厘米,使热能持续,可在患处用纱布遮盖,以防烫伤。结束治疗后,稍休息后下床活动腰部。每日 2 次,每次 30 分钟,14

日为 1 个疗程。

3. 中药足浴

取防风 10 克,苦参 10 克,红花 10 克,黄柏 6 克,大黄 6 克。将上述中药饮片制成粗颗粒,加入 60% 白酒和食醋各 10 毫升,白糖适量,混合搅拌,浸渍 1 夜后,倒入 60% 白酒 500 毫升浸泡,1 日后即可倒出使用。将药液倒入盛有 2 000 毫升的热水盆中,趁热熏蒸双足,待药液温度降至能忍受时,将双足放入盆中浸泡至药液变凉。以上操作每日 2 次,10 日为 1 个疗程,一般需要治疗 3～6 个疗程。

➡ 腰椎间盘突出症如何进行食疗?

1. 辨证施食

(1) 瘀血阻滞型:常因外伤或用力不当,如跌、扑、闪、扭而伤及腰脊,暴发腰腿疼痛,腰部刺痛,饮食宜以清淡、素食、易消化为主,多食蔬菜、水果,选用有助活血化瘀、消肿止痛的食物,如桃子、藕、香蕉、萝卜、茄子、丝瓜、荠菜、韭菜、醋、酒、油菜薹、螃蟹等。又因本病患者排便时腹压增加,下蹲困难,加重腰、腿部疼痛,因此应食用易消化濡润之品,以防止大便秘结,如花生粥、核桃仁粥、凉蜂蜜开水等。要禁食辛辣、肥甘、煎炒等助热动火之品。

三七丹参粥:三七 10～15 克,丹参 15～20 克。洗净,加入适量清水煎煮取浓汁,再把米 300 克加水煮粥,待粥将成时加入药汁,共煮片刻即成。每次随意食用,每日 1 剂。

(2) 湿热型:腰部弛痛,有热感,热天或雨天加重,活动后痛减,口干口苦,小便短赤。可多食冬瓜、赤小豆、薏苡仁、绿豆。

冬瓜薏仁汤：冬瓜 500 克切片,与薏苡仁 30 克加适量水共煮,小火煮至冬瓜烂熟为度,食时酌加食盐调味。每日 1 剂,分 3 次食用。

（3）风寒湿型：腰腿冷痛重着,活动不利,静卧痛不减,局部喜暖,得热痛减,受寒及阴雨天加重。宜温热饮食,忌肥甘厚腻、生冷食物。食物选用酒、黄鳝、樱桃、蛇肉等。

樱桃酒：樱桃 500 克,五加皮 50 克,60 度白酒约 2 500 毫升。将樱桃洗净、晾干,加入五加皮,再倒入白酒,瓶满后密封瓶口,每日振摇 1 次。1 周后可以服用,每日 20～30 毫升,1 日 2 次。

（4）肾虚型：多用于慢性腰腿痛反复发作,腰痛绵绵,腰酸膝软,劳则加重,可伴有耳鸣、耳聋。饮食以补益为主,要富于营养,易于消化,以清淡为宜。可多吃补肝肾,强筋骨和温肾补气之药膳：枸杞子、龙眼肉、粟子、红豆、黑豆、黑木耳、红枣、苹果、芝麻、银耳、淡菜、鹌鹑、猪羊牛脊髓、蹄筋、甲鱼、牛奶、鸡蛋、鲢鱼、柿子、冰糖、乌骨鸡、鸭肉、牛肉、核桃、羊肉等。忌食辛辣、肥腻食物,酒及兴奋性饮料,如浓茶、咖啡等。

银耳羹：银耳 100 克,炙杜仲 10 克,冰糖 50 克。将炙杜仲放入锅内,加水煎熬 3 次,取药液 1 000 克。将药液倒入锅内,加银耳和清水适量,置武火烧沸,再用文火熬 3～4 小时,使银耳稀烂,再冲入冰糖溶液。

炖猪腰：猪肾 2 个,杜仲 15 克,核桃肉 30 克。先将猪肾切开、洗净,与杜仲、核桃一起炖熟后,去杜仲、核桃肉,加入少许食盐食用。

2. 因人配膳

老年人腰椎间盘突出：因老年人食量一般不如年轻者,且腰腿疼痛,行走不便,活动量少,易致便秘,而便秘又加重腰腿疼痛症状。因此,此类患者预防便秘是很重要的。鼓励患者多饮生津止渴的饮料,最好饮红茶、老茯茶,因其有润肠通便、降血脂的作用,睡前喝一杯蜂蜜水或清晨空腹饮一杯淡盐开水,均有助于大便通畅。饮食宜用既清淡易消化又富有营养的食品,如羊肉、海参、山药粥、大枣粥、核桃粥、甲鱼汤、排骨汤,同时要少量多餐。饮食不宜过于精细,需多食新鲜瓜果蔬菜,忌食酸、辛辣、生冷之物,免生热伤津而致便干结。

3. 因时配膳

季节的不同,气候的变化,对人体的生理、病理均有影响,如寒凉潮湿会加重腰腿疼痛症状,故饮食调护还应注意气候的特点。

(1)春季:春天气候渐暖,饮食既不能过温,也不能过寒,当选择平淡清补之品,如蛋类、山药、绿豆芽、萝卜等,勿过食油腻、辛辣等生热助火之品。

(2)夏季:气候炎热,多雨、暑热挟湿,因热可伤阴伤气。故饮食以补气养阴、清热祛暑为主,如多食西瓜、绿豆粥、荸荠、甘蔗,多饮椰子汁、淡盐水、花茶水,以生津止渴。忌食辛辣燥热之品,以防耗伤体液,而生内热。

(3)秋季:秋天气候渐凉而干燥,应选择平补生润之品,食宜配合乳制品、蛋类、梨、苹果、香蕉、百合和蜂蜜等。忌食生冷硬固类。

(4)冬季:气候严寒,寒气太甚可伤人之阳气。故应选用牛、羊肉等温热性食物,多饮热茶、热奶等。忌食寒凉生冷之品。

✚➢ 常用的治疗腰椎间盘突出症的药酒有哪些？

《备急千金要方》记载了四种治疗腰椎间盘突出症的药酒方。

(1) 杜仲酒：取杜仲、干姜各 12 克，萆薢、羌活、细辛、防风、川芎、秦艽、制乌头、制附片、肉桂、川椒各 9 克，五加皮、石斛各 15 克，天花粉、地骨皮、续断、桔梗、甘草各 6 克，白酒 1 000 克。将上述药物一起入锅，加适量清水煎煮 2 小时，去渣取汁。将药汁与白酒一起放入瓷瓶中密封浸泡 7 日即成，可每次服 50 毫升，每日服 3 次。此方具有补益肝肾的功效，适合有腰膝酸痛、畏寒肢冷、头目眩晕、精神萎靡、面色白、舌淡胖、苔白、脉沉弱等肾阳虚症状的腰痛患者使用。

(2) 菊花酒：取菊花、杜仲各 500 克，防风、制附片、黄芪、干姜、肉桂、当归、石斛各 12 克，紫石英、肉苁蓉各 15 克，萆薢、独活、钟乳粉各 24 克，茯苓 9 克，白酒 1 000 克。将上述药物一起研成细末，用布包裹数层。将此药包与白酒一起放入酒瓶中密封浸泡 1 周即成，可每日服 3 次，每次服 30 毫升。此方具有祛风除湿、散寒通络的功效，适合有腰背冷痛、食少羸瘦、面色无华、气短气喘等症状的腰痛患者使用。

(3) 萆仲枸根酒：取萆薢、杜仲、枸杞根(地骨皮)各 30 克，黄酒 1 000 克。将上述药物一起研成细末，与黄酒一起入锅用大火煮沸即成，可每次服 100 毫升，每日服 3 次。此方具有补益肝肾的功效，适合有腰膝疼痛、关节不利、排尿不尽、骨蒸盗汗等症状的腰痛患者使用。

(4) 肾着散：取杜仲、肉桂各 9 克，甘草、干姜、牛膝、泽泻各 6 克，茯苓、白术各 12 克。将上述药物一起研成细末，装入瓷瓶中保存。可每次取 18 克药粉，与适量的黄酒一起放入瓷杯中隔水煮沸后服用，每日服 2 次。此方具有温肾健脾的功效，适合有腰部冷痛等症状的腰痛患者使用。

腰椎间盘突出症患者术后如何进行康复训练？

腰椎间盘突出症术后的康复训练，其目的是重建椎管内外生物力学的平衡体系，增强和保护腰椎的稳固机制，恢复其节段功能。

1. 腰椎间盘突出症术后床上康复训练（术后 1～5 日）

（1）脚踇趾背伸对抗康复训练：患者仰卧位，施术者将右手拇指放在患者踇趾关节上方，让患者脚踇趾尽力上翘（背伸）到极点的同时，瞬间对抗，连做 10 个动作，每日 2 次。

（2）踝关节背伸康复训练：患者仰卧位，施术者按住患者的膝关节，让患者的脚用力往上勾（背伸）到极点，坚持 3～5 秒，再重复，连做 10 个动作。

（3）直腿抬高康复训练：患者仰卧位，让患者翘起脚踇趾，再勾起脚（即上两个同时做），将腿绷直，慢慢抬高，到有酸痛不适感时，坚持 3～5 秒，慢慢放下，再重复，连做 10 个动作。

（4）股神经康复训练：患者俯卧位，身体自然放松，两下肢伸直，先抬健侧下肢至最高点，坚持 3～5 秒，慢慢放下，再抬患侧下肢至最高点，坚持 3～5 秒，慢慢放下，如此交替，各重复 10 次。

2. 出院后康复训练

可选用飞燕式、五点支撑及腰背核心肌群训练，如悬吊训练等。在上述基础上可增加如下训练内容。

（1）前屈：屈曲坐位，双上肢在双腿内侧触摸脚尖，坚持 3～5 秒钟，重复 10 次。

（2）摸脚：坐位，双下肢伸直，上身与下身呈 90°，然后双上肢伸直向前尽力触摸脚尖 3～5 秒，重复 10 次。

（3）弯腰式：站立位，双手叉腰，向下弯腰至最大程度，停顿 3～5 秒，再起身，重复 20 次。

（4）后伸式：站立位，双手叉腰，向后伸至最大程度，停顿 3～5 秒，再起身，重复 20 次。

（5）腰部两侧弯：站立位，双手叉腰，向左、右侧弯各 20 次。

（6）腰部回旋：站立位，双手叉腰，向左、右旋转各 20 次。

➡ 腰椎间盘突出症患者如何进行自我保健？

（1）注意腰背部及下肢防潮、保暖、防寒，避免受风寒湿冷刺激而诱发疾病，防止过度劳累，保持良好的生活习惯，定时排便，多吃易消化、清淡的蔬菜、水果，防止便秘，忌穿高跟鞋，鞋跟不宜超过 3 厘米。

（2）坐姿要正确。脊柱不正，会造成椎间盘受力不均匀，这是造成椎间盘突出的根源。行走时姿势要正确，抬头挺胸收腹，坐位时需端正，不要弯腰。要保持腰部伸展、挺直，多坐靠背椅，可以在后腰处放一靠垫，以承担躯体的部分重力，使腰背肌肉处于相对松弛的状态。座椅的高度约与膝盖平，人坐下时膝关节呈 90°；静坐 30 分钟后，最好能改变一下姿势或起来活动片刻。在开车时，把座椅调整到舒适的状态，特别是椅背要抵住自己的腰部。

（3）禁止弯腰搬运重物，从地上搬重物应采取屈膝下蹲姿势，背部保持直立,然后慢慢起身;禁止弯腰后突然起身或转身;禁止突然过度弯腰或直腰。

(4)工作中注意劳逸结合,不宜久坐、久站,剧烈体力活动前应先做准备活动。

(5)卧床休息,宜选用硬板床,保持脊柱生理弯曲。最好在硬板床上垫2～3厘米厚的褥子或垫子。床的软硬要适中,身体比较瘦者,适合选用软一些的床垫;体胖者,适合用稍硬的床垫。仰卧位时保持腰椎正常的生理前凸,侧卧时保持腰椎不侧弯。仰卧时为了减轻坐骨神经的压力,膝关节下可垫软枕,双膝轻度屈曲。

(6)为防止损伤后软组织粘连和组织纤维化,要尽早进行腰背肌锻炼,加强腰椎稳定性,避免造成失用性肌萎缩。康复训练一定要规范、标准、循序渐进、持之以恒。锻炼时压腿弯腰的幅度不要太大,否则可能会加重病情。

(7)使用腰围可以支撑患者腰部,避免肌肉萎缩、退化,佩戴的腰围不要随时取下,睡眠时可取下,待症状逐渐消失后,再逐渐恢复腰部正常活动并去掉腰围。佩戴腰围最长不应超过3个月,以4～6周为宜。正确使用腰围,应与体型相适应,一般上至肋弓,下至髂嵴下。

(8)进行腰椎简易锻炼:如飞燕式、直腿抬高运动、床上蹬车锻炼等。

什么是腰椎椎管狭窄症?

腰椎椎管狭窄症是指各种原因引起的腰椎骨与软组织(椎体、小关节、椎板、黄韧带、椎间盘等)发生形态与组织结构的变化,导致中央椎管、侧隐窝、神经孔狭窄,使神经根和(或)马尾神经受到刺激或压迫,引起一系列临床症状的疾病(图4-14)。随着人口老龄化,退行性腰椎椎管狭窄症的发生率呈上升趋势,影响中老年人的日常生活,甚至导致生活不能自理。

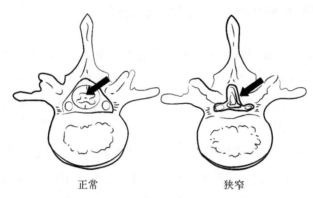

正常　　　　　　狭窄

图4-14　正常腰椎管及狭窄示意图

✦➔ 什么原因可以造成腰椎椎管狭窄症?

该病病机目前尚不明确,多数学者认为与机械压迫、血液循环障碍及炎性介质刺激三种因素有关。造成腰椎椎管狭窄的常见原因包括退行性、先天性、医源性、外伤性、峡部裂滑脱、代谢及内分泌疾病、感染性疾病、肿瘤、软骨疾病等,临床上以退行性腰椎椎管狭窄为主,50岁以上人群常见。退变多始于椎间盘,椎间盘退变、突出,压迫神经根、硬膜囊、马尾等;椎间盘退变又会导致椎间隙变窄,使侧隐窝、椎间孔狭窄;椎间隙变窄导致椎间不稳、小关节负荷增大,使小关节增生肥大;加之黄韧带褶皱、肥厚,多因素作用导致椎管狭窄,引起一系列临床症状。

中医学认为,腰椎椎管狭窄症的病因病机在本为肾虚,在标为血瘀阻络,并与年老体弱、感受风寒湿等外邪及跌扑闪伤等因素有关。

➡ 腰椎椎管狭窄症患者有哪些表现?

腰椎椎管狭窄症起病缓慢。早期患者表现为一侧或双侧下腰部及臀部疼痛,站立、行走时加重,坐位及侧卧屈髋时症状减轻。发展到一定阶段后,神经和血管受到压迫,缺血缺氧,便引起下肢疼痛、麻木、不适、无力。

腰椎椎管狭窄症的重要特点是间歇性跛行。患者徒步行走一段距离,半里路或二三百米,一条腿(或两条腿)就因酸胀无力或疼痛而支持不住,需蹲下或弯腰休息一会儿才能再走。

➡ 腰椎椎管狭窄症是否需要进行手术治疗?

手术是治疗腰椎椎管狭窄症的有效方法之一,可通过椎板减压,解除神经根、马尾等的压迫,从而改善下肢疼痛、间歇性跛行、马尾综合征等症状,恢复功能,缓解腰痛症状,而非治愈。

由于基础治疗仅能缓解症状,几乎所有的患者症状最终均会加重,手术治疗的目的在于解除神经压迫症状,缓解患者腰腿痛,尤其是间隙性跛行症状,适应证为:① 保守治疗或者中医治疗无效;② 症状明显,进行性加重,严重影响正常生活和工作;③ 存在马尾综合征或者会阴区感觉障碍;④ 进行性加重的滑脱。侧凸畸形为相应的临床症状及体征。目前手术治疗的方式大致包括腰椎减压术、腰椎减压融合术以及腰椎内固定术。

➜ 腰椎椎管狭窄症患者日常生活应该注意些什么？

1. 卧床休息

患者如有坐骨神经痛（一侧或两侧腿痛、麻）时，应根据严重程度减少锻炼或不锻炼，以卧床休息为主。卧床休息首先是选择卧具。床铺的适宜高度，是上平面略高于就寝者膝盖，一般成年人为45～50 厘米。床铺太高，上下床不方便，下床时穿鞋更容易扭伤腰部，加重疼痛。床铺太低，下部不通风，易积蓄潮气，对身体也不利。

更重要的是床的软硬度。床垫不宜软，最好是在硬板床上铺上 7～9 厘米的软垫（如棉胎），枕头高度以自己一拳的高度为好。这样，仰卧时可保持脊柱的四个生理弯曲，侧卧时脊柱也没有侧弯。

硬床也不一定是硬板床，质量好的席梦思、绷紧的新棕绷床也可以。只要睡上去床垫能够均匀分担人体压力，保持脊柱生理弯曲，不深陷下去就行。陈旧的棕绷床、网状钢丝床是绝对不适合的。

2. 腰背肌锻炼

患了腰椎椎管狭窄症，保守治疗的主要措施是腰背肌功能锻炼，以加强腰椎的稳定性，缓解疼痛。较适合的运动形式是骑自行车和游泳。还可以做床上锻炼，每天仰卧、屈膝、挺腹，每天练50～100 次。

3. 扶手杖

扶手杖有助治疗腰腿痛。因为持手杖行走时通常都要弯腰，弯腰时能使椎管扩张,从而减少了对马尾、神经根的压迫,可减轻症状。

4. 锻炼有度

锻炼时运动量适当,动作协调、有节律,微有出汗;结束后虽感疲劳,但消除较快;晚间容易入睡,睡眠深沉,无失眠、多梦。若运动开始即出现气喘,出汗较多;或感到肌肉持续酸痛,周身无力;或运动后食欲缺乏,睡眠失常,均说明运动量过大,须进行调整。

骨质疏松症患者腰痛的原因是什么?

骨质疏松症患者在弯腰时引起腰痛的部位,有椎间关节、椎间盘周围的骨、软骨、韧带,以及共同支撑脊椎的肌肉和筋膜。来自肌肉及筋膜的疼痛,分为疲劳性疼痛和缺血性疼痛。因老化和运动不足产生的肌力降低,处于椎体后方的脊柱竖脊肌变得衰弱,短时间的站立及行走时,肌肉也容易疲劳,这些为腰痛的原因。特别是腰椎一旦呈现弯腰姿势,竖脊肌即处于伸展状态,为对抗其伸张力,肌肉将持续收缩造成肌肉慢性疲劳。还有肌内压力上升,肌膜紧张,肌内血流受阻,又成为缺血性疼痛的因素,故弯腰时易产生慢性钝痛。对于因脊柱变形及驼背引起的慢性腰痛,消炎镇痛药、麻药局部封闭,低频、湿热治疗等理疗方法均有疗效。

骨质疏松腰痛患者如何预防椎体骨折?

患骨质疏松症时,椎体骨密度可减少至健康人的70%,强度降至健康人的1/2左右。因此日常生活运动时,腰部的负荷、椎体强度的代偿力均降低,而易发骨折。特别是背部肌肉疲劳程度增加之后,椎体负荷将增加。腰部屈伸、持重物上举之际应避免突发的动作。注意动作尽量缓慢,达到肌力均衡,使椎体负荷降至最低。

骨质疏松症腰痛患者适宜哪些食疗方?

食疗常用一些含钙丰富的食物,如鸡蛋、牛奶、豆类和鱼类等,以下是适合骨质疏松症腰痛患者的常用食疗方。

1. 黄豆猪骨汤

黄豆 100 克提前用水泡 6~8 小时;将鲜猪骨 250 克洗净,切断,置水中烧开,去除血污;然后将猪骨放入砂锅内,加生姜 20 克、黄酒 200 克、食盐适量,加水 1 000 毫升,经煮沸后,用文火煮至骨烂,放入黄豆继续煮至豆烂,即可食用。每日 1 次,每次 200 毫升,每周 1 剂。

2. 桑葚牛骨汤

将桑葚 25 克洗净,加酒、糖少许蒸制。另将牛骨 250~500 克置锅中,水煮,开锅后撇去浮沫,加姜、葱再煮。见牛骨发白时,表明牛骨的钙、磷、骨胶等已溶解到汤中,随即捞出牛骨,加入已蒸制的桑葚,开锅后再去浮沫,调味后即可饮用。

3. 虾皮豆腐汤

虾皮 50 克洗净后泡发;嫩豆腐 200 克切成小方块;油热后,加葱花、姜末煸香,入虾皮、豆腐,烹料酒后加水烧汤。

4. 猪皮续断汤

取鲜猪皮 200 克洗净去毛、去脂、切小块,放入煮锅内,加生姜

15克,黄酒100克,食盐适量;取续断50克煎浓汁后也加入锅内,加水适量,文火煮至猪皮软烂,即可食用。每日1次,适量饮服。

5. 黄芪虾皮汤

先将黄芪20克切片,加水适量,煎煮40分钟,去渣,取汁,加入洗净的虾皮50克,加水及葱、姜、精盐等调味品,煨炖20分钟,即成。佐餐当汤服食。

6. 芝麻核桃仁粉

将黑芝麻250克拣去杂质,晒干,炒熟,与核桃仁250克同研为细末,加入白糖50克,拌匀后瓶装备用。每日2次,每次25克,温开水调服。其能滋补肾阴,抗骨质疏松。

7. 桃酥豆泥

将扁豆150克入沸水煮30分钟后去外皮,再将豆仁蒸烂熟,捣成泥。炒香芝麻25克,研末待用。油热后将扁豆泥翻炒至水分将尽,放入白糖炒匀,再放入芝麻、核桃仁5克,炒匀即可。其能健脾益肾,抗骨质疏松。

8. 茄虾饼

将茄子250克切丝用盐渍15分钟后挤去水分,加入酒浸泡的虾皮50克,并加姜丝、酱油、白糖、麻油和味精,拌和成馅。面粉500克加2个鸡蛋的蛋液、水调成面浆。植物油烧至六成热,舀入一勺面浆,转锅摊成饼,中间放馅,再盖上半勺面浆,两面煎黄。经常食用,能补钙,抗骨质疏松。

9. 萝卜海带排骨汤

将排骨250克加水煮沸,去掉浮沫,加姜片、黄酒,小火炖熟。熟后加入萝卜丝250克,再煮5~10分钟,调味后放入水发海带丝50克、味精,煮沸即起。其能补钙,抗骨质疏松。

10. 红糖芝麻糊

先将黑、白芝麻 25 克炒熟后,再加藕粉 100 克,用沸水冲后再放入红糖 25 克,搅匀即可食用,每日 1 次冲饮。其能补钙,适用于中老年缺钙者。

什么是强直性脊柱炎?

强直性脊柱炎是一种病因不明,主要累及中轴骨骼的慢性炎症性疾病,我国人口强直性脊柱炎的患病率为 0.26%。强直性脊柱炎病变主要侵犯骶髂关节、脊柱和髋关节等,症状主要为腰背僵硬,活动受限伴晨僵乏力、消瘦低热,病情迁延不愈,反复发作渐进加重,最终导致纤维性或骨性强直和畸形,生活不能自理,严重影响患者生活质量。强直性脊柱炎起病隐匿,病势缠绵,致残率高且具有家族遗传倾向。强直性脊柱炎的病因未明。从流行病学调查发现,基因和环境因素在本病的发病中发挥作用。

强直性脊柱炎的临床表现是什么?

强直性脊柱炎发病隐袭。患者逐渐出现腰背部或骶髂部疼痛和(或)发僵,半夜痛醒,翻身困难,晨起或久坐后起立时腰部发僵明显,但活动后减轻。有的患者感臀部钝痛或骶髂部剧痛,偶尔向周边放射。咳嗽、打喷嚏、突然扭动腰部疼痛可加重。疾病早期疼痛多在一侧呈间断性,数月后疼痛多在双侧呈持续性。随病情进展由腰椎向胸颈部脊椎发展,则出现相应部位疼痛、活动受限或脊柱畸形。非对称性、少数关节或单关节，及下肢大关节的关节炎为本病外周关节炎的特征。

✢⇒ 强直性脊柱炎的治疗目标是什么？

强直性脊柱炎的治疗目标是缓解症状和体征。

（1）消除或尽可能地减轻症状，如背痛、晨僵和疲劳。

（2）恢复功能：极大程度地恢复患者身体功能，如脊柱活动度、社会活动能力和工作能力。

（3）防止关节损伤：要防止累及髋、肩、中轴和外周关节的患者的新骨形成、骨质破坏、骨性强直和脊柱变形。

（4）防止脊柱疾病的并发症：防止脊柱骨折、屈曲性挛缩，特别是颈椎。

目前强直性脊柱炎尚无根治的方法。但是患者如能及时诊断及合理治疗，可以控制症状并改善预后。强直性脊柱炎的治疗方法主要包括：药物治疗、非药物治疗与手术治疗。

✢⇒ 中药治疗强直性脊柱炎有何优势？

强直性脊柱炎属中医学"痹证""大偻"范畴，其病机主要为肝肾不足，筋骨失养，久病体虚，寒热虚实夹杂；故其治法主要以补肝肾、活血化瘀、温阳扶正为主。而中医药治疗简、便、廉、效，不良反应小，在选择用药上，不仅内服、外用兼顾，而且不局限于传统的中药汤剂，实现了剂型多样化，用法简便，疗效显著。

➡ 强直性脊柱炎患者平时可以做哪些运动?

强直性脊柱炎的运动疗法形式有很多种,大体可分为传统功法治疗和现代运动治疗。

1. 传统功法

传统的健身功法如八段锦、五禽戏、太极等均已有漫长的历史。

八段锦是中国传统健身功法,至今已流传 800 余年。其歌诀共八句,分别为:双手托天理三焦,左右开弓似射雕,调理脾胃须单举,五劳七伤向后瞧,摇头摆尾去心火,两手攀足固肾腰,攒拳怒目增气力,背后七颠百病消。其中内含传统中医理论精髓,与调理脏腑、强身防病有密切联系。

五禽戏也是中国传统健身功法之一,由模仿虎、鹿、熊、猿、鸟5种动物的动作组成,其成形于东汉年间,由名医华佗创制,在民间广为流传。

太极则是另一项融中国古代哲学、体育运动和松弛运动于一体的运动,可以增益练习者身体健康,使其精神愉悦。

2. 现代运动疗法

现代运动治疗观念认为在强直性脊柱炎发展的不同时期,应当采取不同的、相适应的治疗方式来获得良好的治疗效果和避免并发症的发生。

在病变的急性期,每天进行 1～2 次轻柔的关节活动,运动强度以刚出现疼痛为宜,有助于减轻关节挛缩。静止时,应将急性发炎的关节置于适当位置或用夹板制动,以备将来发生不可避免的挛缩、畸形且无法矫正时,可以多保持一些功能。在病变的亚急性、慢性期,坚持四肢及脊柱的伸展运动,既可维持或增加关节的活动范围,又可缓解由肌肉痉挛或紧张引起的疼痛。伸展运动应根据疼痛的耐受程度,逐渐增加每日活动次数、每次的活动时间及活动频率。

3. 常用的锻炼方法

(1)扩胸运动:收腹挺胸行深呼吸、扩胸训练,防止胸廓僵硬,影响呼吸。

(2)颈椎活动:缓慢做左右侧屈、前屈、后伸、旋转活动。

(3)腰椎活动:站立位弯腰、左右旋转,后伸,卧位三点式、五点式挺腰和飞燕式锻炼。

(4)俯卧体位锻炼:利用自身重力矫正脊柱、髋关节的屈曲畸形。

(5)靠墙直立或扶其他固定物做屈髋屈膝下蹲运动:早期的功能锻炼对强直性脊柱炎患者特别是青年患者来说非常重要,青年人肌肉纤维、关节韧带的弹性好、可塑性强,加之代偿功能强,早期如持之以恒地进行锻炼,能极大程度地维持肌肉、关节的柔韧性,防止因局部肌肉长期痉挛、僵硬、关节退化而出现的脊柱强直,是减少畸形、提高患者生活质量的重要措施。

(6)加强对患者及家属康复训练知识的指导:患者每天坚持3次俯卧,每次30分钟,也要适当做俯卧撑、斜撑、背部伸展等动作。坐位或站立时保持挺胸收腹的习惯,每天2~3次练习背靠墙站立,以保持良好的姿势。家属应做好监督工作,并在一边陪同,以确保安全性。

(7)增强脊柱及髋关节活动度:仰卧位时以枕、双肘、双足跟为支点,向上挺胸腹,持续3~5分钟恢复原位,休息5~10分钟,每天 3 次。俯卧位时头胸及四肢腹部着床。

（8）腰部运动：仰卧位，身体抬离开床面，保持 3～5 分钟，恢复休息 5～10 分钟，每天 3 次。直立位时双手叉腰，腰部在右缓慢旋转，然后屈髋屈膝并下蹲，再站立为 1 次，每天 6 次。

（9）颈肩部运动：头颈部，左右侧屈前倾后伸，左右旋转，保持颈椎的正常活动度。增加肩关节活动度和扩胸度的扩胸运动，两脚并齐或举脚向前一步，双前臂内屈平胸左右运动，然后双前臂做外展运动，每次 30 分钟，每天 2 次。呼吸运动锻炼，取立正位，双手叉腰，挺胸收腹同时深吸气，复原同时深呼气，胸式呼吸和腹式呼吸交替进行。

强直性脊柱炎患者如何进行自我保健？

1. 休息、饮食

急性期疼痛较明显时必须卧床休息，保证充足的睡眠，及时给予止痛药以减轻痛苦。给予高蛋白、高维生素饮食，加强营养，增强体质。约 20% 的患者发病与感染有关，其中包括肠道感染、呼吸道感染、泌尿系感染等，应避免进食不洁及食用辛辣、生冷和刺激性食物。患者由于活动减少可能引起骨丢失或骨质疏松，应多食高钙食物并适当补钙。要搞好个人卫生，保持居室清洁，并注意预防感冒，如有感染症状时应及时就诊。

2. 生活习惯

生活要有规律，戒烟酒。

平时养成良好的坐立姿势也很有必要，如睡硬板床，枕头要低，甚至不用枕头。站立时挺胸、收腹和双眼平视可以维持脊柱正常形态的姿势。坐位保持胸部挺起。减少或避免长时间的体力活动。

3. 用药

强直性脊柱炎的治疗近年来多采用联合用药,用药时间长,多为1~2年,必须遵从医生的指导采取综合治疗,坚持长期服药和掌握正确的服药方法,主动配合治疗,做到不随意停药、减药。

4. 运动

应进行适宜的体育锻炼,卧床休息是必要的,但休息过多会加重关节强直,必须忍痛锻炼。

⇨ 对腰痛有哪些认识误区?

1. 腰痛是病吗?

大多数人都有腰痛的症状,通常能够忍受而不影响工作和生活,所以,很多人认为腰痛不算病。而且,随着年龄的增长,身体的各项功能相继出现问题,与高血压、糖尿病相比,腰痛似乎就不那么重要了,甚至认为这是老年人的正常现象。然而事实并非如此,引起腰痛的原因既有全身性的疾病,也有局部组织的病变,腰痛的诊断并非易事。而且,腰痛如果得不到及时的诊治可能出现严重的后果,如腰椎间盘突出症不仅可以引起腰痛,还会引起下肢麻木、无力,甚至瘫痪和大、小便障碍,严重影响生活质量。所以,腰痛患者必须到医院明确诊断病因,采取相应的治疗措施。

2. 腰痛真的治不好吗?

腰痛的诊治比较棘手,因此,有患者便认为治与不治都一样,即便治好了,还会再犯,病情的时好时坏也让患者对治疗失去了信心。其实腰痛如果及时就诊和全面把握诊断治疗措施,腰痛的治疗势必会取得满意的效果。

3. 腰痛一定要手术治疗吗?

腰痛作为一种病症并不是非要手术治疗的,手术治疗对那些特发性或非特异性腰痛的治疗效果并不显著。所以并不是所有腰痛患者都需要手术治疗,保守治疗效果可能会更好些。

4. 经常踩压脊背真能治疗腰痛吗?

按摩是治疗腰痛常用的方法,不少腰痛患者常喜欢俯卧着被压背或踏脊背疏松筋骨,结果被暴力所致小关节紊乱、急性腰椎间盘突出症等比比皆是。腰痛时切忌腰部剧烈活动,一定要在医生的指导和操作下进行正规的推拿治疗,适当地卧硬板床休息,这样可以使痉挛的腰肌得到休息,病变得到控制。

5. 昂贵的疗法是不是一定好?

在腰痛的诊断和治疗方面,近几年来有很大进展,对腰痛的病因也有了新的认识。随着新技术、新材料、新器械的出现,在腰痛的治疗方面出现了很多新的手术方法,这无疑提高了对腰痛的诊断和治疗水平。究竟采用什么样的手术方法,应从患者的实际情况出发,要综合患者病情进展以及远期疗效客观考虑。

6. 腰围佩戴时间是不是越长越好?

腰围的作用是帮助支持脊柱,避免腰部活动,使腰部软组织得到休息。但长期使用腰围,腰肌就会萎缩,一旦去掉腰围,腰椎就会失去稳定性而加重腰肌负担,腰痛症状就难以消除。一般认为随着腰痛的改善,应逐步减少使用腰围的时间直至完全不用。

7. 功能锻炼是不是只需要锻炼腰背肌?

功能锻炼是治疗及预防劳损性腰痛必不可少的措施。它能够促进机体的新陈代谢,增强肌肉力量,纠正不良姿势,增强体质。

特别是对于因平衡失调所致的腰部劳损,应视为各种疗法中最重要的一种。一般患者只要坚持,不需要其他治疗也能治愈。在医院里医生对腰痛的患者嘱咐最多的是加强腰背肌功能锻炼。其实腰椎正常形态的维持不单指后部的腰背肌,还有侧前方的腹肌群。腰背肌和腹肌对于正常脊柱形态的维持起着保证作用。腹肌可把负荷向上传给向横膈,向下压向骨盆底,以减轻脊柱的负担。因此,增强腹肌力量也可减轻腰背肌的负担,对预防腰痛发病有着重要意义。

第五章 膝部问题与自我保健

✛⇒ 膝关节由哪些部分组成?

1. 关节囊、韧带

膝关节囊极为宽阔,两侧前滑液囊向上膨出达 7 厘米,构成髌上囊,紧贴在股骨前面两侧。膝两侧有坚韧的韧带连接。胫侧副韧带起自股骨内上髁上缘,止于胫骨内髁关节缘,远端与胫骨内上端镶嵌 4～5 厘米。

2. 滑液囊

膝前有三个滑囊:髌骨滑囊和胫前粗隆囊均在皮下。髌下深囊在髌韧带之后。膝外侧股二头肌腱下、腓肠肌腱下及内侧半膜肌腱下均有滑液囊。

3. 半月软骨板

半月软骨板维持膝部承重的 60%。在股骨旋转、膝弯曲和伸直时外侧上移 12 毫米,内侧移动 4～5 毫米。内侧半月软骨板较大,呈"J"字形;外侧半月软骨板较小,呈"C"字形。

4. 肌肉(股四头肌)

有四部分肌肉程度不同地负责膝关节伸直的动力。股直肌是最中央部分;股外侧肌直接附着在髌骨上;股内侧肌包括两块较长的功能性肌肉;股中间肌直接附着于髌骨上缘(图 5-1、图 5-2)。

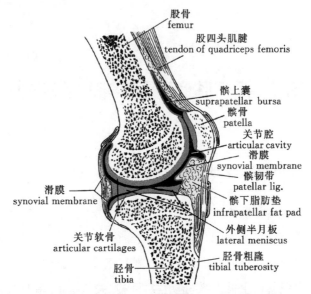

图 5-1　膝关节矢状切面(引自顾晓松《人体解剖学(第四版)》)

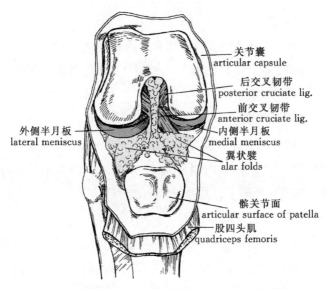

图 5-2　膝关节内部结构(引自顾晓松《人体解剖学(第四版)》)

✚⇨ 膝关节的骨性结构有哪些？

　　膝关节是全身第二大关节由股骨髁、胫骨髁和髌骨构成。腓骨小头与胫骨外髁后面形成胫腓近端关节，是一独立关节。内侧股骨与外侧股骨的骨节有不同的曲率半径。内侧的股骨髁比外侧略狭窄（图5-3）。

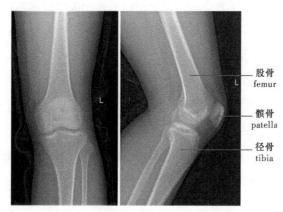

图5-3　膝关节X线像（引自顾晓松《人体解剖学（第四版）》）

✚⇨ 膝关节的骨性结构是随人的生长发育变化的吗？

　　膝关节的骨性结构从出生开始，随着人体的生长发育也在不断发育。

　　股骨远端骨骺的化骨核大多数在出生时已出现，常被认为是胎儿成熟的标志。自两岁左右化骨核内侧缘可能变为模糊不清，同样改变也见于股骨近端化骨中心，为正常所见。

　　胫骨上端骨骺的化骨中心在出生时已出现，迟至17～22岁才与骨干愈合。8～10 岁时，发生胫骨结节的部位在于 X 线片侧位像上可能呈不规则或阶梯状。9～14 岁出现胫骨结节化骨核，一般是一个，也可能有多个，形状不定，左右两侧可能不对称。有时可见胫骨结节化骨核与近端骨骺前缘相连，像舌样自胫骨髁骨骺伸向下方。胫骨结节骨骺在 18～19 岁时与干骺端愈合。

腓骨上端化骨核于 2～4 岁出现，愈合时间与胫骨髁骨骺相似。髌骨出生时为软骨，3～4 岁开始化骨，可能稍晚但最迟不超过 6 岁。

✚⇨ 膝关节的活动范围有多大？

（1）膝关节中立位：下肢伸直，踝关节置 0°位，髌骨和足趾向前。

（2）膝关节正常活动范围：① 伸直：0°，可过伸 5°～10°。② 屈曲：120°～150°。③ 内旋：屈曲 90°，可有 20°～30°的被动内旋活动。④ 外旋：屈曲 90°，可有 6°～8°的被动内旋活动。

✚⇨ 什么是腘窝囊肿？

腘窝囊肿是一种滑膜囊肿，泛指腘窝内的滑膜炎，有关节囊和滑囊两个来源。前者为关节腔内压力升高使滑膜经后关节囊薄弱区突出所形成的关节外滑膜疝或憩室。后者为发生在膝关节后面的滑膜炎。

✚⇨ 为什么会得腘窝囊肿？

腘窝囊肿分为原发性和继发性两种，以继发性较为常见。继发性腘窝囊肿见于成人,多有并发的关节内病变。骨性关节炎、类风湿性关节炎、游离体、半月板撕裂、前交叉韧带撕裂、关节内感染及关节内创伤等均可能是导致腘窝囊肿发生的原因,其中以半月板撕裂,特别是内侧半月板后角损伤最常见。原发性腘窝囊肿多见于儿童及青少年,囊肿常不与膝关节相通,一般没有关节内病变,发病原因不清。目前认为本病指各种损伤引起的髌上滑囊的滑膜充血、水肿、浆液渗出,形成急性的滑囊积液。中医学认为该病归属于"筋瘤"范畴,多因筋脉损伤,气血运行不畅,湿聚成痰所致。

✚⟩ 如果得了腘窝囊肿怎么办?

对于儿童原发性腘窝囊肿一般无需特殊治疗,大部分可自行消失或萎缩;对于成人继发性腘窝囊肿,无症状的可不作处理。腘窝囊肿在发病初期仅有腘窝部不适感或胀感,有些有下肢乏力感,对膝关节功能影响不大,当囊肿增大到一定程度则可影响膝关节的充分屈曲和伸展。

✚⟩ 腘窝囊肿患者如何进行自我保健?

1. 一般措施

(1)应注意按时起居,保证睡眠充足,劳逸结合,避免过度劳累、关节过度损伤。适当参加体育活动,如太极拳、散步、慢跑等。

(2)居室干燥,空气新鲜,适应气候季节的变化,注意防寒和保暖,衣裤宽松,不穿紧身裤。

(3) 积极治疗与腘窝囊肿有关的疾病,如滑囊自身的疾病、膝关节炎、半月板病变、类风湿性关节炎等,尽可能降低对腘窝的影响。

2. 饮食调护

饮食清淡,不宜吃牛肉、羊肉、狗肉、驴肉及姜、葱、蒜、辣椒等辛辣刺激之品。

(1) 赤小豆粥:赤小豆 30 克,浸泡半日后,与粳米 10 克煮粥,加入白糖适量,早、晚温热服食。

(2) 黄瓜土茯苓乌蛇汤:乌蛇 1 条(约 250 克)剥皮,去内脏,入沸水锅煮熟,取肉去骨,与土茯苓 100 克、赤小豆 60 克、生姜 30 克、红枣 8 个(去核)、黄瓜块 500 克同入锅,加清水适量,武火煮沸后改文火煲 3 小时。

(3) 当归粥:当归 20 克,粳米 55 克,枣(鲜)20 克,白砂糖 10 克。将当归洗净后放入沙锅内,用温水约 600 毫升浸泡 10 分钟,在火上煎熬两次,每次煮沸后再慢煎 20~30 分钟,共收汁 150 毫升。将洗净的粳米、红枣、白糖同入锅中,加入药汁,加水适量煮粥。

(4) 桃仁粥:取桃仁 5 克,粳米 160 克。桃仁捣烂如泥,加水研汁,去渣,加粳米煮为稀粥,即可食用。

(5) 薏苡仁赤豆汤:薏苡仁、赤豆各 50 克,山药 15 克,梨(去皮)200 克。将原料洗净,加水适量,武火煮沸后文火煎,加冰糖适量即可。

3. 艾灸治疗

取穴:膝眼、犊鼻、血海、梁丘、伏兔(图 5-4)、阳陵泉(图 5-5)。根据中医辨证,对肝肾不足者,配肝俞、肾俞,痰湿蕴热流注关节者配丰隆、足三里。用点燃的艾条行雀啄灸,每穴灸 3～5 分钟,以患者感到穴位皮肤温热舒适为度。

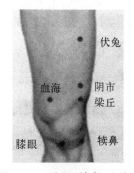

图 5 - 4　膝眼、犊鼻、血海、
　　　　梁丘、伏兔

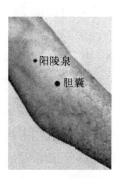

图 5 - 5　阳陵泉

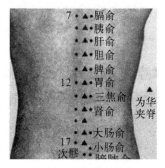

图 5 - 6　肝俞、肾俞

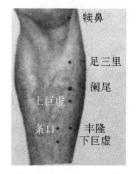

图 5 - 7　丰隆、足三里

✚➡ 什么是胫骨结节骨骺炎?

胫骨结节骨骺炎又称胫骨结节骨软骨病,是一种由外伤或劳损引起的以胫骨结节疼痛、肿胀为临床特征的疾病,多见于运动量较大的青少年。青少年的下肢骨骺本身生长较快,致使股四头肌及髌腱经常受到生理性的牵扯,再加上经常的跑跳及伸屈膝关节的运动,使该处的牵扯力量加大,导致髌腱内压力持续增高,局部血液循环发生障碍,引起组织的充血水肿,最后出现髌腱及其周围组织增长以及髌腱的钙化和骨化,使膝关节前方胫骨结节处的骨头明显增大,当再次劳损时就出现疼痛和肿胀。

本病属于中医"骨蚀"范畴。《灵枢·刺节真邪第七十五》云:"虚邪之于身也深,寒与肉相搏,久留而内著,寒胜其热,则骨疼肉枯,内伤未骨蚀。"中医学认为该病为外伤劳损致筋脉不通,筋骨失去气血濡养,气血瘀滞,瘀久化热,不通则痛,故局部肿痛。

➡ 胫骨结节骨骺炎患者如何进行自我保健?

1. 一般措施

(1)受累的关节应加以保护,使其能得到充分休息,不要过度使用,避免关节剧烈活动和过度负重,防止关节承受不恰当的重力和暴力,以减少关节的反复损伤。

(2)患病关节应加强保暖,治疗时可采用温热疗法如中药药熨、药浴、温热理疗等方法。秋冬季节寒冷潮湿,患者要注意保暖,特别要在关键部位包上护膝或棉布,不要让患处接触凉风。穿戴护膝或弹性绷带,对保护膝关节十分有益。

(3)膝关节疼痛缓解后首先应训练行走,开始时缓步行走。腿要慢抬轻放,避免膝关节骨面撞击,加重损伤。

(4)饮食应以清淡为主,避免过量饮酒,少吃辛辣刺激、生冷、油腻之物;避免脂肪含量高的食物与海产品;多喝水,多吃蔬菜、水果。

2. 饮食调护

(1) 三七丹参粥：三七 10～15 克、丹参 15～20 克、鸡血藤 30 克洗净，加入适量清水煎煮取浓汁，再把粳米 300 克加水煮粥，待粥将成时加入药汁，共煮片刻即成。每次随意食用，每日 1 剂。

(2) 薏苡仁粥：先将薏苡仁 60 克、木瓜 15 克、干姜 9 克加水适量煮烂成粥，再调入白糖 60 克服食，每日 1 次。

(3) 参芪当归粥：人参 3 克、黄芪 10 克、当归 10 克、五加皮 10 克，洗净，加清水适量，放入砂锅内煎煮，取汤与淘净的粗米 200 克煮粥，待粥将成加入冰糖 20 克即可。

3. 运动疗法

(1) 发病初期、疼痛明显时应注意休息，尽量减少运动。

(2) 恢复期可选择如关节屈伸运动，按摩肿痛关节等。也可借助各种简单的工具与器械，如骑自行车、滚圆木等，也可打简易太极拳，做关节操、广播体操等。

4. 拔罐疗法

在双膝眼、鹤顶、阳陵泉(图 5-4、图 5-5)等穴位进行拔罐治疗，2～3 次为 1 个疗程。

5. 中药外敷疗法

热敷中草药方：伸筋草 50 克，透骨草 50 克，川芎 15 克，栀子 20 克，川椒 20 克，川乌 10 克，草乌 10 克，红花 10 克，木瓜 12 克，桃仁(打碎)10 克，秦艽 15 克。水煎浓缩后外敷关节局部，一日 2 次，每次半小时。

6. 艾灸疗法

取穴：阳陵泉(图 5-5)、足三里(图 5-7)。患者仰卧位，腘窝处用圆垫垫起,使膝关节呈半屈曲位,用点燃的艾条行雀啄灸,每穴灸 3～5 分钟,以患者感到穴位皮肤温热舒适为度。

✤➡ 什么是髌骨软化症?

髌骨软化症是以膝关节髌骨软骨因劳损、创伤引起退变、变性为病理特征的疾病。髌骨软化症的病变不仅限于髌骨软骨的病损,相应的髌骨髁滑车软骨也有损伤,故称为髌骨关节软骨病更为恰当。

✤➡ 为什么会发生髌骨软化症?

髌骨软化症的病因目前仍不清楚,大多数学者认为与下列因素有关。

(1)创伤因素:创伤可能是引起髌骨软化症的一个重要原因。膝关节急性创伤、膝部撞击伤、髌骨急性脱位或微小创伤的逐渐积累可引起髌骨软骨软化。

(2)髌骨关节压力改变:髌骨位置异常如高位髌骨、低位髌骨、髌骨倾斜、髌骨半脱位或脱位,可使髌软骨受到的压力产生异常变化,这些异常变化常导致髌骨软骨的破坏、退变。

(3)营养障碍:髌骨软骨是一种无血管、神经和淋巴管的组织,当关节活动时,软骨受压变形,基质内的细胞外液被挤压出来,软骨细胞的代谢产物也随之排出,当负重解除压力消失,软骨因其弹性而恢复,关节滑液中的营养物质也被吸入,软骨由此获得营养。若运动中髌骨软骨受到压力过大、过久或关节长期不动,则软骨不能从滑液中摄取营养;另外,任何原因引起的滑液成分的改变,都可能影响到髌骨软骨的营养,使软骨发生退行性改变。

(4)软骨溶解:滑膜受伤后渗透压改变,血浆中的血浆酶可以更多地进入滑液,其活性也增高,从而溶解软骨,使软骨中的硫酸软骨素含量增高,软骨变性失去弹性。另外,软骨和滑膜中的溶酶体膜被破坏,释放出组织蛋白酶,溶解软骨基质中的蛋白多糖,也会引起髌软骨退行性变。

(5)髌骨内压增高:骨内压是反映骨内血液循环状态的重要指标。髌骨的血供主要在中部、内 1/3 和髌尖区。由于髌周动脉环和髌前丛(髌网)在膝前软组织损伤或膝关节过度活动时易受损,从而影响髌内血供和静脉回流,发生骨内静脉瘀阻,产生骨内高压。

➡ 髌骨软化症患者如何进行自我保健?

1. 一般措施

(1)积极参加太极拳等传统的体育锻炼,以提高整体素质。

(2)加强肌力训练,除股四头肌力量练习外,还应增强下肢后侧肌群力量和腰臀部肌肉力量的练习,以增强膝关节的稳固性和提高膝关节的活动能力。

(3)改进训练方法,针对不同年龄、项目、技术能力、训练水平和身体素质等情况,合理安排训练计划,使训练计划尽量科学化,防止单一的膝屈伸活动过度。

(4)加强自我保护和医务监督,并积极地对伤病进行治疗。

运动前应做好各关节的准备活动,以提高身体的兴奋性和关节灵活性。运动后应积极进行放松活动。

(5) 清心寡欲,节制房事。

2. 饮食调护

平时宜多吃富含软骨素、有利于关节软骨修复的食物,如猪耳、蹄筋、排骨、贝类、蛋类等。

(1) 枸杞羊肾粥:鲜枸杞叶 500 克,洗净、切碎;羊肾 1 对洗净,去筋膜臊腺,切碎;大米 250 克,加水适量,与枸杞叶、羊肾以文火煲粥,分次食用。

(2) 葱姜黄鱼:黄鱼 1 条,去内脏,洗净,加生葱根适量、姜 4 片,共炖熟食用,连吃数日。

(3) 清蒸带鱼:新鲜带鱼蒸熟后,取上层油食用,连吃 5~7 日。

(4) 红鲤鱼赤小豆汤:新鲜红鲤鱼 1 条,赤小豆 50 克。将赤小豆炖熟,然后将鲤鱼去鳞及内脏,切碎,加好调料,拌匀,放入赤小豆汤中,小火煮几沸,温热服食,每日 1 次,连服数日。

(5) 猪蹄汤:母猪蹄 1 只,粗切,加水煮沸,弃肉,分数次喝汤,每日 1 次,连服 3~4 日。

3. 拔罐疗法

取穴:阿是穴、膝眼、梁丘(图 5-4)、阳陵泉(图 5-5)。其中疼痛不定加膈俞(图 5-6)、血海(图 5-4);疼痛剧烈加关元(图 5-8)、肾俞(图 5-6);感觉麻木加足三里(图 5-7)、商丘;局部灼热加大椎(图 2-10)、曲池(图 5-9);日久加丰隆(图 5-7)、膈俞(图5-6)。操作方法:采用肌肉丰满处闪火拔罐。

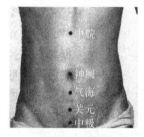

图5-8　关元

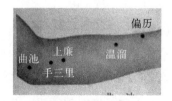

图5-9　曲池

4. 艾灸疗法

取穴：膝关节附近穴位膝眼、梁丘、阳陵泉（图5-8）。操作方法：将燃着的艾条在皮肤上反复回旋熏灸，每穴每次熏灸10～15分钟，每日1～2次，10次为1个疗程。2个疗程间隔5日。

➡ 什么是内侧副韧带损伤？

由于膝关节常呈现生理性外翻（0°～10°），当膝关节外侧受到外力的冲击、碰撞或膝关节过度扭转时，很容易使小腿发生过度外展，增大膝关节的外翻角度，就增大了位于膝内侧副韧带的牵扯力，从而损伤内侧副韧带，故临床上内侧副韧带损伤者占绝大多数。

膝关节属不稳定关节，膝关节的稳定主要靠内侧副韧带完成，内侧副韧带损伤多发生在外伤后或慢性劳损后，如膝关节骨质增生、髌骨软化症等。

（1）外伤引起：多见于内侧副韧带损伤。

（2）退行性病变引起：骨质增生等原因，造成膝关节面不平衡,导致内侧副韧带受到长期、持续的牵拉,从而产生慢性牵拉伤。

(3)膝部骨折、手术等原因引起:膝关节骨折、半月板损伤等,膝关节面失去原有平衡,使副韧带受力不均,长期受到慢性牵拉而产生损伤。

(4)临床上根据其韧带受损的程度,可分为扭伤及部分撕裂伤、完全撕脱伤、合并半月板及交叉韧带损伤。

➡ 内侧副韧带损伤患者如何进行自我保健?

1. 一般措施

(1)内侧副韧带有部分断裂者,应固定膝关节屈曲 20°～30°的功能位 3～4 周,并做股四头肌舒缩锻炼,解除固定后练习膝关节屈曲活动。

(2)若内侧副韧带完全断裂,应尽早做修补术。

2. 饮食调护

(1)养成良好的饮食习惯。饮食要有规律、注意卫生。暴饮暴食、食不洁食物会增加肠道疾病的机会,加重病情。

(2)合理膳食。要注意过食高蛋白、高维生素、中脂肪、中热能、低糖、低盐,少量多餐、少刺激性食物。

(3)宜进食果实类食品:栗子有补肾、强筋健骨的作用,对筋骨、经络、风湿痹痛或腰膝无力极为有益。桃仁、杏仁等具有活血化瘀作用,对于改善血液循环有益。

3. 按摩疗法

(1)点按止痛:先以痛为腧,再根据内外侧副韧带损伤情况选取穴位,内侧副韧带损伤,可加用血海(图5-4)、阴陵泉、三阴交(图5-10);外侧副韧带损伤,可加用阳陵泉(图5-5)、足三里(图5-7)、膝阳关。

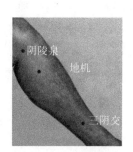

图5-10 阴陵泉、三阴交

(2)按、揉、摩、擦以散瘀:根据患者病程长短及扭伤情况决定手法的轻重。病程短者,局部肿痛重者手法轻柔,在患处进行按揉,并配合摩擦手法,以达到活血化瘀、消肿的目的,随着病情好转,可逐步加大手法的力量;病程长,局部肿痛轻者,手法适当重一些。

(3)弹拨理筋:用拇指在患处做与纤维方向垂直的轻轻弹拨,然后再顺纤维走向摩擦、按压以防止粘连或促进粘连分离,促进损伤恢复。

4.拔罐疗法

取穴:大椎(图2-10)、秩边、殷门、委中、承山(图5-11)。操作方法:采用闪火法拔罐20分钟,每周3次,10次为1个疗程。

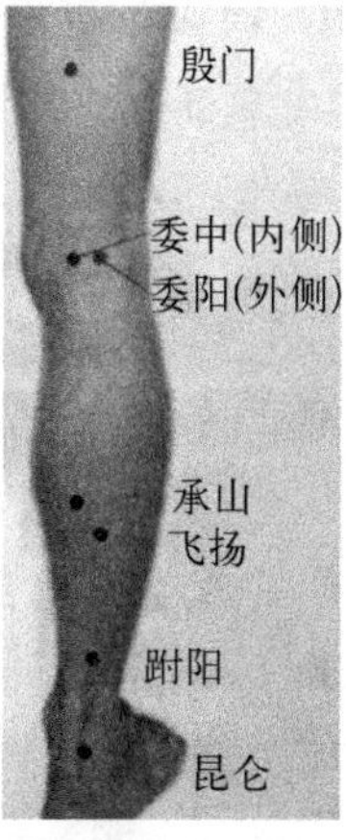

5.艾灸疗法

选穴:足三里、犊鼻、梁丘、阴陵泉、阳陵泉、阿是穴。疼痛不定加膈俞、血海;疼痛剧烈加关元、肾俞;感觉麻木加商丘;局部灼热加大椎、曲池;日久加丰隆、膈俞。操作方法:用点燃的艾条进行艾灸,急性期用雀啄灸,缓解期用回旋灸、温和灸,每穴灸3～5分钟,以患者感到穴位皮肤温热舒适为度。

图5-11 殷门、委中、承山

✚⟩ 什么是膝关节创伤性滑膜炎？

膝关节创伤性滑膜炎是指膝关节因创伤而引起的滑膜无菌性炎症反应，可分为急性创伤性和慢性创伤性炎症两种。慢性创伤性滑膜炎患者中，女性多于男性，尤以身体肥胖者多见。

✚⟩ 为什么会发生膝关节创伤性滑膜炎？

膝关节创伤性滑膜炎是由于膝部急、慢性损伤刺激滑膜渗出液增多，以膝关节大量积液为特征的疾病

（1）急性创伤性滑膜炎：是由暴力打击、扭挫损伤、关节附近骨折或外科手术等引起。可导致滑膜血管扩张、充血，产生大量渗出液。由于渗出液增多，关节内压力增高，阻碍淋巴回流，形成恶性循环。若不及时处理，日久可转为慢性。

（2）慢性创伤性滑膜炎：可由急性滑膜炎失治转化而成，也可由其他慢性劳损伤、关节内游离体、过度疲劳等所引起。加上受风着凉，寒湿侵袭等外界原因促成。

✚⟩ 膝关节创伤性滑膜炎患者如何进行自我保健？

1. 一般措施

生活中要积极治疗膝痛，加强腰臀部，尤其是腿部的肌力训练，以增强膝关节的稳定性。治疗早期宜充分休息，抬高患肢，利于消肿，并且禁止负重。但是可以活动健康的肢体。在治疗期间，可以做适当的膝关节周围肌肉训练。后期应加强膝关节的屈伸训

练等。

2. 饮食调护

本病以肝肾不足、筋骨失养为根本。故饮食宜温补,以健脾化湿的食品为主,如红枣、薏苡仁、羊肉等。关节肿胀明显,有时还伴有轻度发红、发热者,饮食宜清淡,以清热利湿的食物为主,如西瓜、冬瓜、嫩藕、豆腐等。忌辛辣或者油腻之品,如辣椒、烟、酒、肥肉等。平时还要多吃富含软骨素、有利于关节软骨修复的食品,如鱼翅、猪耳、蹄筋、小排骨、贝类、醋蛋等。

(1)冬瓜茯苓排骨汤:冬瓜 500 克,白茯苓粉 20 克,赤小豆 50 克,猪小排 250 克。煨汤吃,以淡为佳。具有补养筋骨利水之功,适用于发作期,以肿胀为主,而无明显红热者;或者缓解期预防复发。

(2)忍冬藤桑枝薏苡仁粥:忍冬藤 50 克,桑枝 50 克。洗净,先煎汤 300 毫升,然后将薏苡仁 30 克放入,煮沸后微火炖熟为粥食用。其适用于发作期,以肿胀为主,有明显红肿热痛者。

(3)金银花茶:金银花 10 克。用开水冲泡当茶饮用,每日 2 次。其适用于发生在急性期的患者,关节肿胀、饱满,多以胀痛为主。

(4)忍冬藤茶:忍冬藤 100 克。放入烧水壶中煮沸,然后倒入暖水瓶中,不断饮用,每日 1 次。适用于发生在急性期的患者,关节肿胀、饱满,多以胀痛为主。

(5)百合莲子红枣薏苡仁汤:百合、红枣各 10 枚,莲子肉 10 克,薏苡仁 50 克。不放糖,熬汤吃。分早、晚 2 次吃完。其具有补益气血、健脾利湿之功,适用于缓解期,肿痛已不明显,但是劳累或者稍微受风寒就感觉酸痛发胀者。

(6)马齿苋茶:鲜马齿苋 250 克。放入烧水壶中煮沸,然后倒入暖水瓶中,不断饮用,每日 1 次。其适用于急性期患者,以关节肿胀、饱满,多胀痛为主。

3. 拔罐疗法

取穴:阿是穴、膝眼、梁丘、阳陵泉(图 5-5)。疼痛不定加膈俞(图 5-6)、血海(图 5-4);疼痛剧烈加关元(图 5-8)、肾俞(图 5-6);感觉麻木加足三里(图 5-7);局部灼热加大椎(图 5-10)、曲池(图 5-9)。

4. 艾灸疗法

取穴:膝关节附近的穴位。操作方法:按照艾卷回旋灸法施灸。选准穴位后,将燃着的艾条在皮肤上往复回旋熏灸,每穴每次10～15 分钟,每日 1 次,10 次为 1 个疗程,2 个疗程间隔 5 日。注意实施灸法时艾卷与皮肤之间距离保持在 3～5 厘米。

✚⇒ 什么是膝关节半月板损伤?

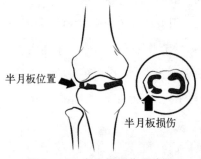

半月板位置
半月板损伤

图 5-12 半月板损伤示意图

膝关节半月板损伤在运动损伤中极为常见,日常活动中也有发生。多见于青年男性。受伤后有局部疼痛,走路不稳,下肢无力,股四头肌萎缩等临床症状(图 5-12)。

✚⇒ 为什么半月板会受到损伤?

半月板损伤多由不协调的运动而致。当膝关节处于半屈曲状态时,关节周围的韧带和肌肉均处于松弛状态,此时突然转身,可使半月板被挤压在股骨髁及胫骨髁的关节面上,使半月板破裂或嵌顿。损伤后由于出血及渗液,可出现关节腔内积血、膝关节肿胀、膝关节功能受限,半月板损伤的轻重常与损伤力的大小、方向有关系。同时多数半月板损伤的患者有不同程度的副韧带损伤。

膝关节半月板损伤属中医"骨痹""伤筋""疼痛"范畴。中医学认为膝关节半月板损伤多由外伤所致,外伤后膝周络脉随之受损,血瘀气滞,脉络不通。

✚⇒ 半月板损伤患者如何进行自我保健?

1. 一般措施

(1)患者制动,不负重4～6周,尽可能不要屈伸膝关节。采用冷疗、加压包扎、制动、药物和功能锻炼等综合疗法。

(2)待急性损伤出血停止后,即可进行股四头肌功能锻炼。

(3)若属韧带完全断裂或伴有复合损伤,往往需要及早手术治疗。

(4)需使用护膝保护膝关节。

2. 饮食调护法

禁辛辣刺激性食物,鼓励少食多餐,多饮水,进食易消化、高热量、高蛋白、富含纤维素和维生素的食品,加强营养,注意荤素搭配。

(1)木瓜饮:木瓜4.5～10克,水煎服。性温,味辛。祛风湿,壮筋骨,活血祛瘀。

(2)红豆薏苡仁粥:取适量红豆、薏苡仁、红糖,将红豆、薏苡仁放入锅中熬成粥,然后加入适量红糖后即可食用。

(3) 桃仁粥:桃仁 15 克,粳米 60 克。先将桃仁捣烂如泥,加水研汁,去渣,用粳米煮为稀粥,即可服食。

(4) 土茯苓饮:土茯苓 10～30 克,煎服。清热解毒,除湿通络利关节,适于关节肿胀者。

3. 按摩疗法

先以软手法按摩,按揉患肢大腿及小腿各肌群 5 分钟,以股四头肌、腘绳肌及小腿三头肌、胫骨前肌、腓骨长肌及膝关节周围为主 10 分钟,并在血海、足三里、犊鼻、腰阳关、风市、阳陵泉等进行点穴刺激,每穴半分钟,最后广泛揉捏,轻手法按摩 5 分钟结束,每日治疗 1 次,每次 30 分钟。

4. 拔罐疗法

急性期以红肿关节周围拔罐、相关经络拔罐引流为主,辅以外敷芙蓉膏,一般可缓解,胀痛甚者可在局部点刺拔罐放血,释放压力。

5. 中药外敷

(1) 熟地黄、川牛膝、延胡索、莪术各 30 克,甲珠、鸡血藤各 20 克,三棱、青皮、白术、枳实、当归、桃仁、红花、木瓜各 15 克,川草乌 10 克,焙干,温水调敷患处,每日 2 次。

(2) 白芨 30 克,白芍 30 克,甜瓜子 30 克,合欢皮 30 克,续断 30 克,千年健 30 克,土鳖虫 15 克,远志 15 克,萆薢 15 克,三七 15 克,广木香 15 克,甘草 9 克。上药共研细末,先用水调匀,然后加鸡蛋清调敷,可逐寒、散瘀消肿、止痛、续筋。

6. 艾灸疗法

足三里(图 5 - 7)、犊鼻、阴陵泉、阳陵泉、血海、梁丘(图 5 -

5),用点燃的艾条雀啄灸,每穴灸 3～5 分钟,以患者感到穴位皮肤温热舒适为度。

7.运动疗法

在术后及急性期后,伴以适当的体育活动,能增强疗效。运动处方如下:① 变速走:速度由慢渐渐加快,时间以感觉到膝关节活动轻松即可。② 半蹲位站蹲:以感觉股四头肌紧张感为度。③ 旋膝:半蹲位,双手按压髌骨上方,两膝并拢,顺时针和逆时针方向分别旋转膝关节;双足开立,两膝分开约为 20 厘米,双手按膝,分别做膝关节的内旋和外旋活动。④ 股四头肌肌力锻炼:以固定肋木做抬腿练习,增强股直肌的肌力和张力,以自己所能做到的最大高度定位;抗阻伸小腿。⑤ 静力训练:跪地后撑,脊柱最大限度伸展,最大张力时保持 5 秒以上。⑥ 支撑摆腿:一腿支撑,另一腿分别前后摆腿和斜 45°摆腿。

✚➡ 什么是膝关节炎?

膝关节炎是指构成膝关节的股骨髁、胫骨髁和髁间嵴以及髌骨的骨质增生引起的骨关节退行性变(图 5 - 13)。骨性关节炎是一种主要见于老年人的关节退行性疾病,其特征包括:关节软骨的侵蚀,边缘骨增生(即骨赘形成),软骨下硬化,以及滑膜和关节囊的一系列生化和形

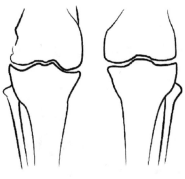

图 5 - 13　膝关节骨质增生示意图

态学改变。

为什么会患膝关节炎？

(1) 慢性劳损：长期姿势不良，负重用力，重度肥胖症，体重过大，导致膝部软组织损伤，关节微小移位，加速关节软骨变性、磨损与破坏。劳损是本病的主要发病原因。

(2) 创伤：股骨踝粉碎性骨折、胫骨踝间骨折、髌骨骨折、复位不良、经常的膝部微小损伤，可导致膝关节炎。髌骨和股骨踝骨软骨骨折、髌骨习惯性半脱位或全脱位可造成髌骨关节炎，继而影响全关节。

(3) 关节面受力不平衡：如膝内翻或外翻畸形，股骨、胫骨骨折成角畸形愈合，至下肢力线不正，关节软骨受力不均，部分软骨负担过重，经常磨损关节面。

(4) 关节内紊乱：半月板破裂、关节内游离体等，磨损关节面。

(5) 膝关节不稳：外伤后膝十字韧带断裂，内、外侧副韧带断裂，关节囊松弛等。

膝关节炎患者如何进行自我保健？

1. 一般措施

(1) 减肥：肥胖不仅诱发其他全身性疾病，同时使身体关节受累，加速关节间软组织的磨损引发骨关节炎。研究证明，人在走路时每走一步对膝关节的压力，相当于本身重量的 4 倍，所以体重越大，对膝关节的压力也越大，肥胖是损害膝关节的一大杀手,易造成膝关节软骨过早磨损退化,加速膝关节退行性病变的进程。肥胖者要将"减肥"列入计划之中,减轻膝关节负重。

(2) 养成良好的生活习惯:注意防止关节受潮受凉,特别是春寒和深秋季节,如不及时添加衣服,也容易造成关节损伤。喜欢穿裙子的女性,应注意膝部保暖;夏季不要贪凉,让关节对着风扇或空调吹,以免留下隐患。气温低和下雨时也要注意保暖防寒,少穿短衣短裤。穿高跟鞋会使身体重心前移,对膝关节压力较大,女性在上了年纪以后应避免穿高跟鞋。喜欢穿高跟鞋的女性可以再准备一双平底鞋,在上下班途中穿着,或者在办公室里足部感到很疲劳的时候换上穿。老年人提东西不宜超过 3 千克,也不宜爬高,以免造成关节损伤。

(3) 纠正不正确的锻炼方法:为了保护老化的膝关节少受损伤,老年人要少参加对关节冲击力大的健身运动,如跳绳、打排球等跳跃性较大的运动。中老年人在打太极拳时,应尽可能提高身体重心。爬山、爬楼梯或下蹲起立等用力蹬爬的活动会加重髌骨磨损骨性关节炎,还有那些增加关节扭力或关节面负荷过大的训练,如打高尔夫等运动尽量避免。压腿、揉膝会加重软骨磨损;打乒乓球、羽毛球这种比较激烈的左右横向运动及膝关节前后左右摇晃动作,也容易出现磨损性损伤。因此,这些运动都不太适合老年人,特别是已有膝关节疾患的,更要避免。关节不适别硬撑,充分休息很重要。

(4) 重视自查和早期诊疗:早期的关节病经过对症治疗、保护和锻炼,能够缓解症状、改善功能、延缓病程。若出现下列情况,则应前去医院进行检查:下蹲、转身、蹦跳、上下楼梯、久坐后站起,出现疼痛或疼痛加重,其他时间没有或不明显;膝关节晨起有僵硬感,稍活动后减轻;膝关节屈伸时会听到"咔吧,咔吧"的弹响和滚珠的摩擦感;遇寒后膝关节疼痛加重;关节变形,蹲下起不来、起来蹲不下;一个月内大多数日子手疼或僵硬,或远端指间关节肿胀等应引起重视,这些都是关节疾病初期的信号。当存在关节病的典型症状,如关节疼痛、肿胀和关节运动功能减退时,更应及时到医院检查。

(5)防寒保暖:中老年人骨关节炎发病时往往有"假风湿"现象,即遇寒湿、阴冷天气,关节疼痛加剧,遇暖好转,但生化风湿指标检查正常。这是因为随着年龄的增长,关节周边的血管组织发生老化、退变,气温下降使关节周边的血管收缩,血循环量更少。因而,患病关节应加强保暖,治疗时可采用温热疗法如中药药熨、药浴、温热理疗等方法。秋冬季节寒冷潮湿,患者要注意保暖,特别要在关键部位包上护膝或棉布,不要让患处接触凉风。穿戴护膝或弹性绷带,对保护膝等关节十分有益。

2. 饮食调护法

(1)以清淡为主:清淡饮食,即粗茶淡饭。即以五谷杂粮为主食,辅以蔬菜、豆类、瓜果、植物油之类,少食肥甘厚味。但清淡并不是要求"吃斋",而是指饮食要调配得当。

(2)不可偏嗜:人体维持正常生长发育,需要补充各种营养物质,故饮食要多元化,不可偏嗜。《黄帝内经》说:"谨和五味,骨正筋柔,气血以流,腠理以密。"如果患者偏嗜某味,长时间将会引起脏腑功能的失调。"五谷为养,五果为助,五畜为益,五菜为充",不要误认为只有鸡、鸭、鱼等肉的营养吸收才会更全面,特别对关节炎这类慢性病更需注意。一般要进食高蛋白、中脂肪、低糖、高维生素、中热量、低盐、易消化的食物,少食辛辣、刺激性食物以及生冷、油腻食物。

(3) 辨证施食：饮食应当根据阴阳、虚实、寒热证的不同而施食。例如，风痹者宜用葱、姜等辛温发散之品。寒痹者宜用胡椒、干姜等温热之品，日常可吃些羊肉、鸡肉、猪肝、猪肚、带鱼等御寒食品。湿痹者宜用薏苡仁、黑豆等利湿之品。热痹者一般湿热交织，饮食应清中利湿。体质属阴虚火旺者，应多食清淡、润燥类，如蔬菜、谷、水果、豆以及奶、蛋等。体质属痰湿者，宜多食清淡利湿类，如蔬菜、谷、水果、豆等，少食油腻之品，如肥肉、奶类等。体质属阳虚者，宜多食辛温类食品，如狗肉、羊肉及姜、椒等。老年患者宜食清淡平补之品，如蔬菜、水果、乳类、蛋类及豆制品等，不宜食温热助阳类食品。

(4) 饮食有节：饮食要定时、适量，不能饥饱失常、暴饮暴食，食物之软、硬、冷、热均宜适当，避免损伤脾胃。

(5) 适当进食高钙食品：老年骨关节炎患者常常也患有骨质疏松，老年人钙的摄取量应较一般成年人增加50%左右，即每日不少于1 200毫克，故宜常食牛奶、蛋类、豆制品、蔬菜和水果，必要时补充钙剂。

1) 三七炖鸡：雄乌鸡1只，三七6克，黄芪10克，共纳入鸡腹内，加入黄酒10毫升隔水小火炖至鸡肉熟。用酱油随意蘸食，隔日1次。

2) 猪肾粥：取猪肾1对洗净切片，人参6克、核桃肉10克，与粳米200克加适量水共煮成粥，随意服用，每日1剂。

(3) 防风粥：取防风12克，葱白2根洗净，加适量清水，小火煎药汁备用；再取粳米60克煮粥，待粥将熟时加入药汁熬成稀粥即成。每日1剂，作早餐用。

（4）桃仁粥：取桃仁 10 克洗净，捣烂如泥，加水研去渣，与薏苡仁 30 克、粳米 100 克同煮为粥，随意服用，每日 1 剂。

（5）冬瓜薏苡仁汤：冬瓜 500 克连皮切片，与薏苡仁 50 克加适量水共煮，小火煮至冬瓜烂熟为度，食时酌加食盐调味。每日 1 剂，随意食之。

（6）丝瓜竹叶粥：将丝瓜 100 克洗净，连皮切片，与淡竹叶 20 克加适量水共煎煮取汁备用；再将薏苡仁 60 克加水煮粥，待粥成时加入药汁。随意服用，每日 1 剂。

3. 运动疗法

膝关节炎患者运动应注意两个方面：一方面"少活动"，切勿超负荷使用，但要进行适量的活动；另一方面"多运动"，制订科学、合理的运动方式，提升肌力和实现肌力的平衡，达到替代和保护关节作用。膝关节炎运动锻炼项目可分三类：

（1）增加关节活动度的锻炼：保持或增加关节最大活动度的运动，应由患者主动进行、循序渐进。每天都可以做如屈腿、伸腿活动，躺着或者坐着都可以做。

（2）增强关节周围肌肉的力量和耐力的锻炼：静力锻炼是增强肌力简便有效的运动（如在没有阻力情况下做肌肉收缩动作），以此增加关节的稳定性。

（3）有氧运动：能有效提高老年膝关节炎患者的生理指标，另外有氧运动可以增加肌肉的力量，还可以提高心肺功能，有利于关节功能的远期改善，增加耐受性和减轻疲劳感，如游泳、骑车、散步和慢跑。

4. 拔罐疗法

（1）在双膝眼、阳陵泉（图 5-5）等穴位进行拔罐治疗，2～3 次为 1 个疗程。

（2）取阿是穴。以阿是穴为中心，用中药涂剂（白酒 500 毫升,加入川乌 15 克,当归 15 克,白芷 15 克,桂皮 15 克,红花 10 克,共浸泡 24 小时后去渣,再加入风油精 10 瓶)涂直径为 10 厘米的药液面积,用闪火法拔罐 15 分钟,每日 1 次,6 次为 1 个疗程。

5. 艾灸疗法

取穴：内膝眼、犊鼻、血海、梁丘(图 5-4)、阳陵泉(图 5-5),根据中医辨证对肝肾不足者,配肝俞、肾俞,痰湿蕴热流注关节者配丰隆、足三里(图 5-7)。用点燃的艾条雀啄灸,每穴灸 3～5 分钟,以患者感到穴位皮肤温热舒适为度。

✚⟳ 什么是髌下脂肪垫损伤？

髌下脂肪垫损伤是指髌下脂肪垫因为急性损伤或者慢性劳损所导致的无菌性炎症性疾病,临床上比较常见。髌下脂肪垫是一个三角形的脂肪组织块,位于髌骨、股骨髁前下部,胫骨髁前上缘,以及髌韧带后方的椎状韧带中。其多由于慢性损伤而造成膝部疼痛、膝关节功能受限。

✚⟳ 为什么髌下脂肪垫会损伤？

髌下脂肪垫损伤的病因并不复杂。其发病大多为慢性积累性损伤,如长期从事膝关节过度屈伸的体力劳动者,或者田径、体操、登山、舞蹈等从业人员。

➡ 髌下脂肪垫损伤患者如何进行自我保健?

1. 一般措施

(1) 生活中积极参加导引、太极拳等传统的体育锻炼,以提高机体素质,这对于中老年人显得尤为重要。加强肌力锻炼,除加强股四头肌力量练习之外,还应该增加下肢后侧肌群力量和腰臀部肌肉力量的练习,以增强膝关节的稳定性,并且提高膝关节的活动能力。

(2) 改进运动训练方法,针对不同年龄、项目、能力、训练水平、身体素质等情况合理安排训练计划,使训练尽量科学化,防止单一的膝屈伸活动过度。

(3) 运动中要加强自我保护和医务监督,并且积极的对伤病进行治疗。运动前应该做好各关节的准备活动,以提高兴奋性和灵活性。

(4) 运动后应该积极进行放松运动。

(5) 应用护膝以利于伤病的康复和减少本病的发生。

2. 饮食调护

本病以脾肾不足,筋骨失养为根本,故饮食宜以健脾化湿、补益脾肾的食品为主,如红枣、薏苡仁、羊肉、猪耳、蹄筋、小排骨、贝类、醋蛋等。

(1) 莲子肉山楂排骨汤:莲子肉 30 克,山楂 30 克,猪小排 250 克。煨汤吃,以淡为佳。

(2) 百合红枣薏苡仁汤:百合 50 克,红枣 10 枚,怀山药 30 克,薏苡仁 30 克,白茯苓粉 20 克。不放糖,熬汤吃,分早、晚 2 次吃完。

（3）鹿角胶龟板胶三七蜜水：鹿角胶、龟板胶各 10 克。用开水融化，再调三七粉 3 克、蜜 2 匙服用。

3. 拔罐疗法

取穴：阿是穴。操作方法：以阿是穴为中心，用中药涂剂（白酒 500 毫升，加入川乌 15 克、当归 15 克、白芷 15 克、桂皮 15 克、红花 10 克，共浸泡 24 小时后去渣，再加入风油精 10 瓶）涂直径为 10 厘米的药液面积，用闪火法拔罐 15 分钟。每日 1 次，6 次为 1 个疗程。

4. 艾灸疗法

取穴：膝关节附近的穴位（图 5 - 4）。操作方法：按照艾卷回旋灸法施灸。选准穴位后，将燃着的艾条在距皮肤 3～5 厘米往复回旋熏灸。每穴每次 10～15 分钟，每日 1 次，10 次为 1 个疗程。2 个疗程间隔 5 日。

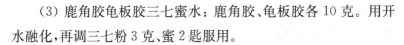

如何预防膝关节疾病？

《素问·四气调神大论》曰："是故圣人不治已病治未病，不治已乱治未乱，此之谓也。""不治已病治未病"即在未病之前养生以防止疾病的发生，反映了内经预防医学思想。《素问·刺热》："肝热病者，左颊先赤……病虽未发，见赤色者刺之，名曰治未病。"《灵枢·官能》："邪气之中人也……是故上工之取气，乃求其萌芽。"人人都应主动防病，而不是被动治病。在我们日常生活中，实际上有好多病症是完全可以通过预防而避免发生的。

1. 膝关节疾病预防原则

（1）关节损伤要及时治疗：关节损伤包括软组织损伤和骨损

伤。关节的骨质增生经常与关节内骨折有直接关系。由于骨折复位不完全,造成关节骨面不平整,从而产生创伤性关节炎。对于关节内骨折的患者,如果能够及时治疗,做到解剖复位,完全可以避免创伤性关节炎和关节骨质增生的发生。

(2) 适量的体育锻炼:要避免长期剧烈的运动,但并不是不活动,恰恰相反,适当的体育锻炼是预防骨质增生的好方法之一。因为关节软骨的营养来自关节液,而关节液只有靠"挤压"才能够进入软骨,促使软骨的新陈代谢。适当的运动,特别是关节的运动,可增加关节腔的压力,有利于关节液向软骨的渗透,减轻关节软骨的退行性改变,从而减轻或预防骨质增生,尤其是关节软骨的增生和退行性变。

(3) 适当减肥:体重过重是诱发脊柱和关节骨质增生的重要原因之一。过重的体重会加速关节软骨的磨损,使关节软骨上面的压力不均匀,造成骨质增生。因此,对于体重超标的人,适当地减轻体重可以预防脊柱和关节的骨质增生。

2. 自我保健法

(1) 饮食调养:中医学认为食物与药物一样,具有寒热温凉、补泄滑涩、润燥升降等性质,因而根据人体状况取舍食物,是饮食调养的基本原则。如体胖者宜粗、宜蔬、宜少,忌精、忌厚;体弱者宜补、宜精。体质偏寒者宜多进温热性食品而忌过食寒凉诸物;气血热实,易生疮疖者,宜食寒凉滑润食品而忌食辛热燥涩食物。儿童正当成长发育,食肥饮甘以助其生,但忌性质过烈、过于黏腻之物。妇女经期忌食大凉、大热、大腻之物,宜食平和之品。

膝关节疾病饮食调养原则亦遵循以上总的原则,具体体现在辨证食疗、适当烹饪、科学选食、饮食限制等方面,还可以根据情况选择适合自己的食疗方药。

1) 辨证食疗：是食疗的基本原则。"虚者补之，实者泻之""寒者热之，热者寒之，温者清之，凉者温之"为治疗大法。配膳时要根据"证"的阴阳、虚实、寒热，分别给予不同的饮食治疗。根据不同的类型选用不同食品。一般而言，寒胜者宜用胡椒、干姜等温热食品而禁忌生冷；湿胜者宜用薏苡仁、山药、黑豆等利湿之品；热胜者宜用冬瓜、丝瓜、绿豆芽等，药膳要求清中能利，而不宜食用辛辣刺激之品。

2) 适当烹饪：要注意改善患者的营养摄入，促进患者食欲。要注意选择高蛋白、高维生素和易消化的食物，经过合理的营养搭配及适当的烹调，还应注意菜的色香味，尽可能提高患者食欲，也可以增加餐饮量或次数，以供给足够的热能，使患者饮食中的营养及能量能满足机体的需要。凡食疗物品，一般不采取炸、烤、熬、爆等烹调方法，以免有效成分破坏，或使其性质发生改变而失去治疗作用。应该采取蒸、炖、煮、煲汤、酒浸、泡等方法。烹饪的目的在于既使其味美可口，又使其保持药性。

3) 科学选食：饮食应以清淡为主，膳食应高蛋白、中脂肪、低糖、高维生素、中热量和低盐。少量多餐，少刺激性食物，多味佳可口易消化的食物。膳食中碳水化合物、蛋白和脂肪的比例以3：2：1为宜。多用植物油，少用动物油，动植物脂肪比例为2：1为宜。以素食为主，饭后食用水果类（苹果、葡萄等），饮料以不含任何添加剂的果汁等天然饮料为宜，少用汽水等易引起胃酸的饮料。

4) 饮食限制：饮食营养应注意全面，不要忌口和偏食。一些食物应限量，但不是忌食。对可能缓解病情的食物可以适当多选用,而对有可能加重病情的食物则应该尽量避免食用。

（2）心理调适：在疾病的发生发展过程中,心理调适的工作伴随着整个环节,其作用不可小觑。

1）家庭支持：患者家庭成员应对患者给予爱护和热情,对其日常生活提供有效的帮助。严重的疼痛和功能障碍可影响患者的社交、性生活和娱乐活动,扰乱其规律性的家务劳动和工作。家庭成员必须知道疾病的本质及其处理方法,知道何时对患者提供帮助是较为适合的。家庭成员中特别关键的是配偶,一方面配偶可增强患者的良好感并鼓励其发展健康的行为;另一方面也可能因配偶的良好感变坏,而影响患者的心理适应。

2）消除压抑：应承认现实,既来之,则安之,积极治疗,不要恐惧和整日去想迟早如何发生残疾、长期卧床或轮椅生活的问题,树立战略上藐视疾病、战术上重视疾病的思想,消除精神压抑和苦闷,以精神力量去消除精神痛苦、悲观和失望。

（3）健康护理

1）精神护理：是本病治疗方案中的重要组成部分。尤其是对急性期患者,病情不能一时控制,情绪急躁,求愈心切,更需加以宽慰,说明本病反复发作的特征,告知只有及时治疗,才能使病情控制,症状缓解。

2）生活护理：由于疾病的影响,患者的生活有许多不便,需要帮助与指导。每日测体温,汗出时及时擦干,勤洗澡或洗脚,促使血液通畅。对肢体功能丧失卧床不起者,要防止褥疮发生。要防止跌倒、骨折等意外发生。饮食要有节制,正确对待药补及食补,不能蛮补滥补。

3）姿态护理：由于本病患者姿态异常,往往影响工作和生活。

姿态护理的目的是及时纠正患者的不良姿态、体位。如膝部伸直时疼痛更甚，患者卧时就会在膝下垫一小枕头以求舒适，但久而久之，膝关节就固定在半屈曲位，不能伸直，行走时屈膝、鸭步。

4) 功能锻炼护理：通过关节功能锻炼，避免出现僵直挛缩，防止肌肉萎缩，恢复关节功能，促进机体血液循环，改善局部营养状态，振奋精神，保持体质。

（4）运动疗法

1) 动静结合：关节及身体运动（活动）锻炼，应以动为主，动静结合；整体与局部锻炼相结合；以主动运动为主，被动运动为辅。急性期要适当休息，避免炎症加重，以助炎症的消退。

2) 适宜的运动量：运动锻炼要量力而行、循序渐进、坚持不懈、恢复关节功能与体力的原则施行。每日活动量（强度）由小到大，逐渐增加；活动时间由短到长，次数由少渐多，以至达到自己每天适当的活动量时，长期坚持锻炼，持之以恒。

（5）传统疗法：包括导引、太极拳、八段锦、拔罐等疗法，效果好且副作用小。

1) 导引是修炼者以自力引动肢体所做的俯仰屈伸运动（常和行气、按摩等相配合），以锻炼形体的一种养生术，与现代的柔软体操相近似，可以帮助消化，通利关节，促进血液循环，达到祛病延年的目的。

2) 太极拳运动具有中正安舒、轻灵圆活、松柔慢匀、开合有序、刚柔相济的特点，动如"行云流水，连绵不断"。这种运动既自然又高雅，可亲身体会到音乐的韵律、哲学的内涵、美的造型、诗的意境。在高级的享受中，使疾病消失，使身心健康。

3) 八段锦是从北宋起便开始流传的一项健身运动，历经千年仍经久不衰，其魅力可见一斑。相信很多人都会做广播体操，却没有几个人知道广播体操的起源就是八段锦。其实,八段锦就是古人创编的八节不同动作组成的一套医疗、康复体操。古人把这套动作比喻为"锦",意为动作舒展优美,如锦缎般优美、柔顺,又因为功法共为八段,每段一个动作,故名为"八段锦"。八段锦动作简单,易记易学,适合男女老少等不同人群习练。传统医学认为,八段锦柔筋健骨、养气壮力,具有行气活血、协调五脏六腑之功能。现代研究也已证实,八段锦能改善神经体液调节功能和加强血液循环,对腹腔脏器有柔和的按摩作用,对神经系统、心血管系统、消化系统、呼吸系统及运动器官都有良好的调节作用,是一种较好的体育运动。

➡ 膝关节疾病认知及治疗中存在哪些误区?

1. 锻炼选择上存在误区

对于慢性膝关节疾病患者,进行健康宣教并鼓励患者自身功能锻炼尤为重要。大部分膝骨痹证患者除了对病因认识不足,也有不少患者在锻炼选择上存在误区。很多人认为爬山、爬楼梯等运动是预防骨质增生的好方法,其实较好的锻炼是快走、慢跑、游泳等。运动可以改善血液循环,也可增进骨骼的营养,但患者需明确运动的目的——"要健康而非当健将",须科学地掌握运动方法和运动量。关节的保养在于两个"勿":勿过劳和勿过凉。患者在发作期应尽可能少活动,提倡科学锻炼的同时,注意关节部位不要直接吹风、冲凉水。

2. "静养制动"是误区

随着年龄的增长,关节多年的积累性劳损是骨关节病发生的重要因素。膝骨关节病的症状往往会给人的日常生活造成影响,其中最常见的症状就是疼痛和肿胀。有些人认为,膝骨关节病是由于运动过量导致的,所以要采取"静养制动"的方法,而这恰恰陷入了越不运动病越严重,病越重越不敢运动的恶性循环中。带来的后果就是运动能力减弱,包括关节僵硬、不稳,活动范围减少,生活和工作能力下降等。如果因为膝关节肿痛就不运动,膝部肌肉力量就会减弱甚至萎缩,使髌骨内外侧牵拉力量不均衡,导致或加重膝关节畸形。

3. 康复训练需要个性化

膝骨关节病是一种可能会严重影响生活质量的疾病,如果不采取有效措施将会留下严重后遗症,所以,积极进行康复锻炼,选择一种适合自己的康复方法十分重要。

膝骨关节病的康复主要是力量性和稳定性的锻炼。但应注意功能锻炼误区,如反复下蹲、反复爬楼梯、半屈膝位时扭转研磨膝关节等,不仅不能起到锻炼关节的目的,反而加重了膝关节的损伤,导致更严重的滑膜炎症。所以,每位患者都要有自我保护意识,尽量避免关节过度负重动作。遵循序渐进、适度训练、及时休息、随时调整的原则,针对个体差异和病情轻重不同,制订合理的个体化综合治疗方案。

主要参考文献

毕桂娟. 腰椎间盘突出症的诊治及康复. 家庭医学, 2016, (02): 60-61.

陈锋. 腰椎间盘突出症患者的日常保健. 家庭科技, 2012, (04): 31.

陈俊珺. 腰突症防治四大误区. 百姓生活, 2015, (12): 73.

陈妙兰, 叶肖红, 邱映明, 等. 运动康复训练对强直性脊柱炎患者功能状态康复的影响. 黑龙江医学, 2015, 39(11): 1256-1258.

陈青, 龚志贤, 张月娟, 等. 小针刀治疗早期退行性下颈椎失稳症的临床观察. 湖南中医药大学学报, 2011, 31(05): 60-63.

陈蓉. 腰痛诱因知多少. 科普天地, 2010, (01): 11.

陈雪, 张晓彤. 腰椎管狭窄症的非手术治疗研究进展. 湖南中医杂志, 2015, 31(10): 178-181.

陈玉辉. 人体"中轴线"歪不得——脊柱侧弯的康复疗法. 家庭医学, 2016, (01): 60-61.

陈政. 穴位封闭治疗落枕临床体会. 中国社区医师·医学专业, 2012, 14(11): 252.

程旭, 冯文岭. 梨状肌综合征相关研究进展. 现代中西医结合杂志, 2015, 24(6): 677-681.

丛林, 朱静华. 腰部损伤与防治. 田径, 2012, (08): 55-57.

高长忠, 刘杭. 腰痛的常见病因及鉴别诊断分析. 中国社区医师: 医学专业, 2010, 12(30): 20.

宫恩强. 肩袖损伤的诊断与治疗. 临床医学研究与实践, 2016, 1(06): 83-83.

管静辉. 腰椎间盘突出症的中医护理及日常保健. 北方药学, 2013, 10(12): 150-151.

桂柯科, 尹望平. 梨状肌综合征的诊治进展. 上海医学, 2011, 34(12): 977-979.

郭剑华. 腰肌劳损按摩9式. 医药常识, 2010, (09): 57.

韩秀月. 腰椎间盘突出症的治疗进展. 医学理论与实践, 2014, 27(02): 170-172.

昊鹏, 李明. 青少年特发性脊柱侧弯的临床治疗. 现代医药卫生, 2015, 31(17): 2618-2620.

何洪艳, 王卫红, 刘铭成. 中医治疗腰椎间盘突出症研究进展. 中国实用医药, 2014, 9(02): 249-250.

何晓红, 何燕. 特发性脊柱侧弯青少年患者支具治疗期间功能锻炼指导. 护理学报, 2010, 17(08): 41-42.

胡维勤. 颈肩腰腿痛的自我调养. 合肥: 安徽科学技术出版社, 2015.

季雪峰. 腰肌劳损的治疗与康复. 科学咨询(决策管理), 2010, (04): 108.

江山秀, 李长辉. 悬吊运动疗法治疗腰椎间盘突出症研究进展. 按摩与康复医学, 2015,

06(06)：10-12.

寇福新,孙常太. 退行性腰椎管狭窄症的治疗进展. 中国脊柱脊髓杂志,2013,23(08)：
756-759.

李建宇,胡宝良. 腰痛患者最困惑的八个问题. 解放军健康,2016,(01)：21.

李俊宽,张玉涛. 腰椎间盘源性疼痛的诊断及治疗进展. 海军医学杂志,2010,31(02)：
184-186.

李欣,李娜,门倩. 功能锻炼在强直性脊柱炎患者康复中的应用. 护理实践与研究,
2015,12(10)：152-154.

梁飞凡,詹红生. 腰背肌功能锻炼治疗腰椎间盘突出症研究进展. 山东中医药大学学
报,2015,39(06)：566-568.

林国平,陈建辉. 腰背肌筋膜炎中西医诊疗辨识. 中国中医药现代远程教育,2015,
13(7)：133-135.

刘尽礼,易锦锦,曾丽霞,等. 仰卧颈椎牵引配合葛根汤加味治疗急性颈椎间盘突出症
40例. 江西中医药,2010,41(11)：40-41.

刘康,张永臣. 腰三横突综合征的临床研究进展. 江西中医药,2012,43(12)：70-71.

刘钟华. 正确认知下腰痛治疗误区. 中国社区医师,2013,29(25)：10.

吕凤立,高莹,杨建. 腰三横突综合征中医治疗研究进展. 西部中医药,2015,28(01)：
142-144.

罗啸,黄异飞. 腰椎管狭窄症的诊断与治疗现况. 新疆医学,2015,45(10)：1527-1529.

雒秀芳. 腰痛的康复锻炼指导. 健康大视野：医学版,2014,22(3)：4.

孟宪忠. 肩袖损伤的诊断与治疗方法探讨. 中国中医药咨讯,2010,02(31)：343-344.

孟祥林. 浅析治疗肩关节多向不稳定. 家庭心理医生,2014,(06)：58-59.

穆小平,韦建勋. 退行性腰椎管狭窄症的治疗进展. 中国临床新医学,2015,8(11)：1104-
1107.

南登崑. 康复医学. 北京：人民卫生出版社,2012.

潘法有,周红梅. 中医外治法治疗急性腰扭伤的进展. 广西中医药,2014,37(06)：5-8.

彭宝淦,陈金栋. 腰痛的病理分类与鉴别诊断. 中华全科医师杂志,2011,10(02)：79-82.

沈军. 推拿及自我锻炼治疗腰三横突综合征. 按摩与康复医学,2012,03(01)：82-83.

沈钊雄. 中医治疗急性腰扭伤的研究进展. 中国民间疗法,2012,20(04)：76-77.

沈钊雄. 中医治疗梨状肌综合征研究进展. 中国民间疗法,2012,20(05)：77-78.

苏齐,乔玲,申永军,邢耀军,钱华,朱斌. 针灸治疗腰椎间盘突出症研究进展. 健康导报
医学版,2015,20(04)：201.

田洪昭,孙忠人,张秦宏,等. 针刺治疗落枕的临床研究进展. 中国中医急症,2014,
23(10)：1882-1884.

仝彦格,李现林. 中西医结合保守治疗急性侧方型颈椎间盘突出症65例. 中国中医急
症,2014,23(05)：979-980.

汪宗保,王予彬. 肩关节微不稳定的病理机制及其诊断与治疗. 中国康复医学杂志
2010,25(5)：473-475.

王居勇,沈惠良,张庆明. 腰痛超过3个月就该细查病因. 医药与保健,2013,(12)：40-41.

王坤,管凤增. 先天性寰枢椎脱位的外科治疗. 中国现代神经疾病杂志,2012,12(04)：
385-388.

王瑞阳,李腾飞,姜贺新.腰椎间盘突出症的治疗进展.黑龙江医药,2015,28(04):924-926.

王伟,毕大卫.肩关节功能评分的研究现状.浙江中西医结合杂志,2010,20(5):323-325.

王延群.六法自疗急性腰扭伤.长寿,2015,(03):21.

王迎新,陈海涛.中医外治法治疗强直性脊柱炎研究进展.广西中医药,2015,38(03):4-6.

吴永新.非手术治疗腰椎间盘突出症的研究进展.医药,2015,(05):101-102.

武荣霞,许琳.治疗腰椎管狭窄症验方.中国民间疗法,2015,23(02):81.

武文帅,陈崇民.肩袖损伤诊疗进展.辽宁中医药大学学报,2015(10):208-212.

肖爱伟,姜贵云.腰椎间盘突出症牵引治疗研究进展.承德医学院学报,2015,32(02):153-155.

谢思源,史衍.青少年特发性脊柱侧弯的危害与运动康复方法简析.青少年体育,2014,(12):126-127.

徐栋华.腰椎管狭窄症的家庭治疗.祝您健康,2015,(05):18-19.

徐勇.特发性脊柱侧弯的治疗进展.按摩与康复医学,2012,03(09):34-35.

杨名胜,吴叶.椎间盘源性腰痛的治疗进展.中国疼痛医学杂志,2013,19,(05):300-304.

余翔,李惠斌,温速女.针灸治疗落枕临床研究进展.辽宁中医药大学学报,2013,15(11):270-272.

俞宏辉,廖新玲,张江辉,等.中西医结合三步法治疗急性颈椎间盘突出症的临床研究.实用临床医学,2015,16(10):24-28.

章冲,汪悦.运动疗法在强直性脊柱炎治疗中的应用研究.中医药导报,2015,(06):91-93.

张本,侯铁胜,沈洪兴.颈椎后纵韧带骨化症的手术疗效及影响因素分析.广东医学,2013,34(23):3564-3568.

张继伟,陈东煜.非特异性下腰痛的保守治疗现状.中医药临床杂志,2015,27(12):1668-1670.

张正浩,潘汉升.腰椎管狭窄症的中医治疗研究进展.大众科技,2015,17(191):110-111.

曾朝辉.腰椎间盘突出症的临床治疗进展.世界最新医学信息文摘,2014,14(23):30.

赵大鹏.腰椎间盘突出症的手术治疗进展.中国医药指南,2015,13(02):53.

郑贵良.腰痛的病因和分类.甘肃医药,2011,30(7):408-409.

郑宇,蔡贤华.中西医治疗上颈椎不稳定的研究概况.中国中医骨伤科杂志,2012,20(05):70-72.

中村利孝,曲成业.伴骨质疏松症的腰痛.日本医学介绍,2003,24(06):257-259.

周光昭.腰椎小关节紊乱的保守治疗.今日健康,2014,13(07):89.

周宇超.针灸治疗颈椎间盘突出症的临床研究.内蒙古中医药,2016,(02):116-117.

朱培培,胡勇文.急性腰扭伤的预防与康复.中国民间疗法,2011,22(03):59.

朱少兵,张龙君,陈建良,等.腰痛病因病机述略.浙江中医杂志,2012,47(7):502-503.